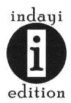

WARNUNG:

Das Lesen der Bücher von Tabou B. B. Braun kann deine Augen öffnen, die Ohren sensibilisieren, die Zunge schärfen, dein Herz berühren, dein Leben beeinflussen, deinen Horizont erweitern, deine Sorgen beseitigen, dich gesund machen und erhalten, dein Schicksal verändern und dich glücklich machen.

Besuche uns im Internet:

www.indayi.de

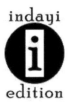

Bibliografische Information der Deutschen Nationalbibliothek:

Die Deutsche Nationalbibliothek verzeichnet diese Publikation in der Deutschen Nationalbibliografie; detaillierte bibliografische Daten sind im Internet über http://dnb.d-nb.de abrufbar.

1. Auflage Februar 2020

© 2020 indayi edition, Darmstadt

Alle Rechte vorbehalten. Das Werk darf – auch teilweise – nur mit Genehmigung des Verlages wiedergegeben werden.

Umschlaggestaltung, Lektorat, Satz: Dinah Jacobi
Co-Lektorat, Satz: Sarah Heller, Selma Magnor, Sonia Strohmeyer
Printed in Germany

ISBN-13: 978-3-947003-92-1

DOPE DICH DOOF

JUNKIE

durch Weizen, Milch, Zucker, Salz

Wie sie dein Wesen verändern

- dein Gehirn manipulieren
- deinen Willen bezwingen
- deine Gedanken steuern
- dich depressiv und aggressiv machen
- dich abhängig und süchtig machen

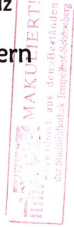

Lebensmittelrausch:

Die totale Zerstörung deiner Identität

Aus der Erfolgsreihe

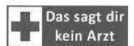

Über den Autor

Tabou Banganté Blessing Braun ist ein freier und unabhängiger Denker und investigativer Autor, der gerne über schwierige und unbeliebte Themen schreibt.

Mit seinem gesammelten, geballten Wissen, seinen Forschungen und Selbstexperimenten bringt er seine Leser und die Welt ein Stückchen weiter, macht sie gesünder und glücklicher. Er ist spezialisiert auf Schwierigkeiten und Probleme in den Bereichen Job und Karriere, Beziehung und Familie, Lebensplanung, Gesundheit, psychische Blockaden und auf weitere Themen. Er berät und begleitet Menschen, damit sie erfolgreich wachsen und mit ganz einfachen, leichten, genialen innovativen Techniken und Tipps ihr Leben meistern können. Seine Bücher bringen jeden weiter, auch resistente Skeptiker.

Der Überallbürger, wie er sich nennt, wohnt und lebt in Deutschland und flirtet gerne mit der Stadt der Wissenschaften Darmstadt.

Sein unverwechselbarer Schreibstil, geprägt von seiner afrikanischen und französischen Muttersprache, ist sein Erkennungsmerkmal und wurde im
Text erhalten und nur behutsam lektoriert.

Über das Buch

Wer du bist, was du denkst und wie du fühlst, das entscheiden Coca-Cola, Pepsi, Cornetto, McDonald's, Nutella, MüllerMilch, Hipp, Milka, Miracoli, Pringle's, Pizza Margherita & Co. mit!

Zucker, Milch, Weizen und Salz machen uns zu **Junkies**? Das ist kein Märchen, sondern Realität.

Diese vier Lebensmittel **manipulieren unser Gehirn** und bestimmen unseren Tag.

> **Du bist, was du isst!**
>
> **Das Essen diktiert mit,**
>
> **was wir denken,**
>
> **was und wie wir fühlen,**
>
> **wie gesund wir sind.**

Immer mehr Menschen und immer mehr Kinder fühlen sich genervt, **gestresst**, schlecht gelaunt, **depressiv**, müde, kraftlos und das oft ohne expliziten Grund und ohne Erklärung. Weißt du, dass es an Zucker, Weizen, Salz oder Milchprodukten liegen könnte, die diese Zustände hervorrufen? Das klingt verschwörerisch, meinst du?

Hast du oft **Angst**? Machst du dir dauernd **Sorgen**, denkst überwiegend negativ? Bist du ständig **nervös**, wütend, hasserfüllt, ausgelaugt, antriebslos, schlecht gelaunt, **aggressiv** ohne Grund und du weißt nicht, warum?

Hast du, wenn du ohne Grund **depressive Stimmungen** hast, Lust auf Süßigkeiten, Kuchen, Chips, Cola? Musst du oftmals, wenn es dir nicht gut geht, nach **Süßigkeiten** oder **Weißmehlprodukten** greifen und fühlst dich danach besser?

Hast du ohne Grund **Kopfschmerzen, Migräne, Darmbeschwerden**?

Reagierst du **euphorisch**, wenn du etwas **Süßes** gegessen hast? Spürst du **Glücksgefühle**, wenn du deine **Nudeln** verzehrst? Und willst du immer noch mehr davon haben? Ist **Schokolade** für dich **unverzichtbar** und brauchst du sie, um dich gut zu fühlen?

Egal was du auch machst, werden du oder dein Kind immer **dicker**? Trotz aller Warnungen und Bestrafungen isst dein Kind weiterhin heimlich **Süßigkeiten**, klaut sogar Geld oder leiht sich Geld von anderen Kindern, um heimlich welche zu kaufen?

Ist deine **Potenz** im Eimer? Hast du immer weniger Lust auf Sex? Oder bist du plötzlich **sexuell ausgereizt**?

Leidest du an **Allergien**?

Fühlst du dich ohne Weizen, Zucker, Milch richtig schlecht, sogar krank mit **Entzugserscheinungen**; so wie eine Klientin des Autors, die starke Krämpfe und Kopfschmerzen bekam, als sie sich das erste Mal seit über fünf Jahren widersetzte, am Abend Cola zu trinken?

All das könnte eine **Erklärung** haben: Du bist vielleicht schon **abhängig** von Weißmehl oder Zucker oder Milch oder Salz. Oder alle zusammen haben schon die **Macht** über dich übernommen. Vielleicht bist du bereits durch Lebensmittel ein **Junkie** geworden.

Woran das liegt? Dieses Buch zeigt dir, woran es liegt und wie Weizen, Milch, Zucker, Salz dich **berauschen**.

Dieses Buch versorgt dich mit sehr vielen neuen **Erkenntnissen**, es ist eine tolle Synthese aus wissenschaftlichen **Tatsachen**, afrikanischer **Naturlehre**, eigenen **Experimenten** und **Erfahrungen** des Autors Tabou B. B. Braun aus seinen Coaching.

Er zeigt dir in diesem Buch, dass deine **aggressive Haltung**, deine ständigen **Depressionen** und **Kopfschmerzen** vielleicht nichts, aber auch gar nichts mit dir zu tun haben, sondern mit dem, was du isst und wie dies dein Gehirn manipuliert und dich vielleicht schon zum Junkie, zum **Foodjunkie**, gemacht hat.

Fällt es dir schwer, auf **Käse** oder **Weißmehlprodukte** zu verzichten? Kannst du dir nicht vorstellen, ohne **Pasta** und **Pizza** auszukommen? Du rastest aus, wenn du deine **Cola** nicht bekommst? Dann bist du schon süchtig.

Denn Milch, Weizen, Zucker, Salz können nachweislich wie **Drogen** in unserem Körper wirken und unser Verhalten, unsere Denkweise, unsere Gefühle, Empfindungen, Geschmäcker und Gesundheit deutlich **beeinflussen** und **mitprägen**.

In extremen **Selbstexperimenten**, die in diesem Buch beschrieben sind, hat Dantse Dantse die negativen psychischen Auswirkungen dieser Lebensmittel am eigenen Leib erlebt.

Nach der Lektüre dieses Buches wird dir vieles klar sein!

Inhaltsverzeichnis

Über das Buch 5

Wer du bist, was du denkst und wie du fühlst, entscheiden Coca-Cola, Pepsi, Cadbury, Nutella, McDonald's, Hipp, MüllerMilch, Lindt und Co. mit 16

Fakten: Wer hätte das gedacht? Überernährung tötet mehr Menschen als Unterernährung 27

Wissenschaftliche Beweise ja oder nein? Das große Geschäft mit den wissenschaftlichen Studien 33

Einführung 41

Unsere Ernährung, die wahre Droge: Wenn Weizen, Milch, Zucker und Salz zur Religion werden und aus Lebensmitteln Drogen werden 49

Beobachtungen, die zeigen, wie die Ernährung unser Verhalten beeinflusst: Was in dir passiert, ohne dass du es weißt – die Konditionierung des negativen Gefühls durch Lebensmittel 55

1. DROGE: MILCH 61

1.1. Was ist Milch und wie entsteht sie? (Kuhmilch) 64

1.1.1. Wie kommt die Milch in die Kuh? 65
1.1.2. Frische Vollmilch? Wie frisch ist unser Milch? Wie kommt die Kuhmilch in den Supermarkt und auf unserem Tisch? 67

1.2. Mythos Milch, Milch heute: Was steckt wirklich in der Milch? 71

1.3. Die wirtschaftliche Bedeutung der Milch 75

1.4. Im Rauschgefühl: Wie Milch abhängig macht und unser Gehirn steuert 77

1.5. Wie Milch und Milchprodukte dick machen und chronische Krankheiten wie Krebs verursachen 83

1.6. Mein Experiment mit Milch 104

2. DROGE: WEIZEN ... 109

2.1. Weizen vor 50 Jahren ... 111

2.2. Weizen heute und Weißmehl ... 112

2.2.1. Weißmehl, Gefahr in der Ernährungskette: Macht hier wirklich die Dosis das Gift und wenn ja, wie? ... 116

2.2.2. Wie Weißmehl den Körper gefährdet und warum regelmäßiger und übermäßiger Verzehr chronische Krankheiten verursacht ... 118

2.2.3. Mehl Typ 405, 1050, 1700 – was ist das? ... 127

2.2.4. Gluten, Gefahr für den Körper ... 128

2.3. Weizen-Wahnsinn, oder wie Weizen abhängig macht und unser Gehirn steuert – mein Experiment: wie Weißmehl mich depressiv machte ... 133

3. DROGE: ZUCKER..................144

- 3.1. Was ist Zucker? Wie entsteht er? Was enthält er? 150
- 3.2. Zuckers, die nicht Zucker heißen dürfen: Künstliche Zuckers und Süßstoffe 156
- 3.3. Welche Zuckerarten sind gefährlich für den Körper? 160
- 3.4. Welche Rolle spielt Zucker im Körper? 161
- 3.5. Zucker statt Fett als Geschmacksverstärker 162
- 3.6. Wie Zucker den Körper krank und dick macht 163
  - 3.6.1. Zucker schwächt Kinder und beeinflusst Schulleistungen 170
- 3.7. Wie Zucker abhängig macht und unser Gehirn steuert 173
  - 3.7.1. Gehirn-Programmierung auf Zucker: Zucker-Konditionierung schon im Bauch der Mutter und im Säuglingsalter 179

- 3.8. Mein Experiment: Wie Zucker mich in 14 Tagen veränderte 182
- 3.9. Wo findet man versteckte Zucker? ...196
  - 3.9.1. Im Trinkwasser und in Bier 196
  - 3.9.2. In Fertiggerichten, Chips und Brot ... 197
  - 3.9.3. In fettarmen *(Light)* Produkten........ 198
  - 3.9.4. In Medikamenten und Zahnpasta für Kinder...................... 198
- 3.10. Zucker in Getränken: 18 Stück Würfelzucker in einer Dose Cola 200
  - 3.10.1. Tee, Eistee 200
  - 3.10.2. Softdrinks, kohlensäurehaltige Süßgetränke wie Cola und Limonaden und andere alkoholfreie Getränke 203
- 3.11. Obst ist gut und gesund, aber zu viel Obst kann auch krank und dick machen 213
  - 3.11.1. Reine Fruchtsäfte........................... 216
- 3.12. Auch sehr gesunde Lebensmittel enthalten Zucker 220

4. DROGE: SALZ..................223

- 4.1. Salz: Was es ist, warum und wie es krank macht 225
- 4.2. Verstecktes Salz in Industrie-Lebensmitteln 234
- 4.3. Wie Salz abhängig macht und unser Gehirn steuert 237
- 4.4. Mein Experiment..............................240

Der Körper spielt verrückt: Weißmehl-, Milch-, Zucker-, Salzprodukte und die Entdeckung von Zivilisationskrankheiten ...245

Schlussfolgerung................................251

ACHTUNG:

Die in diesem Buch und in allen meinen Büchern für dich bereitgestellten Gesundheitsinformationen ersetzen keine ärztliche Beratung oder Behandlung.

Dieses Buch dient zu Informationszwecken. Das Bereitstellen von Informationen ersetzt nicht eine Diagnose oder Behandlung durch eine Ärztin oder Arzt.

Wir übernehmen keine Haftung für Schäden irgendeiner Art, die direkt oder indirekt aus der Verwendung der Angaben aus diesem Buch entstehen. Vor oder nach einer natürlichen, integrativen, alternativen oder unkonventionellen Therapie oder Diät ist es ratsam, den Rat eines medizinischen Fachpersonals einzuholen.

Wer du bist,
was du denkst und
wie du fühlst,
das entscheiden Coca-Cola,
Pepsi, Cadbury, Nutella,
McDonald's, Hipp,
MüllerMilch, Lindt und Co.
mit

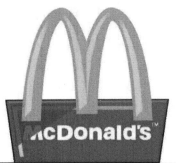
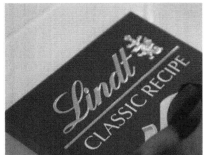
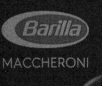
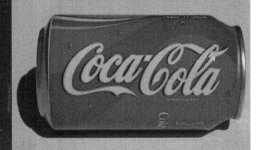
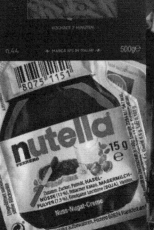
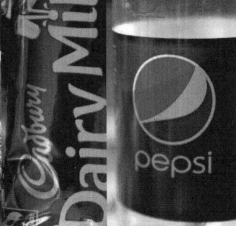

Schon während meiner Lehre in Afrika lernte ich die Auswirkung von Lebensmitteln wie Zucker, Milch, Weißmehl, Salz u.a. auf die Psyche des Menschen kennen. Damals hatte mein genialer Naturlehrer in einem Experiment einen Hund nur mit Milch und Zucker abhängig gemacht. Der Hund wurde plötzlich ohne Grund aggressiv und schlecht gelaunt. Bekam er allerdings Milch- und Zuckergetränke, war er für einige Minuten wie ausgewechselt und kurz darauf lag er total müde da. Wenn er wieder zu Kräften kam, dann wurde er sofort wieder aggressiv. Unser Lehrer wollte uns zeigen, wie diese Lebensmittel das Gehirn und dadurch unser Verhalten beeinflussen können. So machte er vor über 40 Jahren in vielen Familien mobil gegen Zucker, Weißmehl, Tiermilch usw., die er „Nahrungsmittel der Weißen" nannte.

Jahre später beschäftigte ich mich weiterhin – auch intensiv in meinen Coaching – immer mehr mit dieser Problematik und beobachtete das Verhalten von Menschen in Bezug auf ihren Verzehr von Zucker, Milch und Weizen. Ich merkte sehr schnell bestimmte Ähnlichkeiten:

▶ Viele **Kinder**, die auffällig sind (aggressiv oder stark antriebslos, viele Probleme in der Schule haben, Probleme haben mit dem Lernen, auch dem Auswendiglernen, Konzentrationsschwierigkeiten und Aufmerksamkeitsdefizite, schnell wütend und beleidigend werden und schnell zuschlagen oder willenslos und ängstlich sind, sich nicht trauen usw.), ernähren sich schlecht und tendieren zu **Übergewicht.** Wenn ich mit ihren Eltern geredet habe, stellte ich fest, dass die große Mehrheit dieser Kinder fast ausschließlich Pizza, Pommes, Chips, Burger und andere **Fertiggerichte** aßen und zu viel Cola, Fanta oder andere süße Getränke getrunken haben.

▶ Bei **Erwachsenen** beobachte ich eine ähnliche Tendenz: Viele Menschen, die sehr unzufrieden mit sich selbst sind, die oft Migräne und Kopfschmerzen haben, unter Minderwertigkeitskomplexen oder Potenzproblemen leiden, die schnell und unbegründet Wutausbrüche haben, die ängstlich, oft schlecht gelaunt, antriebslos sind, neigen dazu, sehr viel **Weizen** (vor allem Pasta oder Pizza), **Milchprodukte** (Käse, Joghurt, Sahne, Schmand), **Süßigkeiten** (Schokolade, Kekse, süße Getränke wie z.B. Cola oder Energy Drinks, Kuchen, Joghurt usw.) zu essen und zu trinken und diese zu lieben. Bei manchen kam alles zusammen, bei anderen überwog beispielsweise nur die Pasta.

▶ In meinem Coaching bemerkte ich, dass die meisten Menschen, die an **Depressionen** oder **Borderline** litten, sich generell sehr schlecht ernährten. Manche meiner Kunden tranken sogar eine einfache Brühe aus Weißmehl und zu viel Zucker, vermischt mit Wasser, besonders in ihren Krisenphasen.

Bei allen merkte ich auch, dass viele ihrer Defizite verschwanden, sobald sie es geschafft haben, auf diese Produkte zu verzichten. Das war für mich eine Bestätigung meiner Lehre aus Afrika, die besagt, wie bestimmte Lebensmittel unser Verhalten beeinflussen können.

Ich las und studierte daraufhin hunderte von wissenschaftlichen Studien, die mit dieser Problematik zu tun haben und mein Fazit war klar:

> **Wer du bist, was du denkst und wie du dich fühlst, das entscheiden Coca-Cola, Pepsi, Cadbury, McDonald's, Nutella, MüllerMilch, Hipp und Co mit.**

Das klingt sehr martialisch, **verschwörerisch** und unwahrscheinlich. Du fragst dich sicher, wie so etwas möglich sein kann, ohne dass jemand reagiert und die Politik interveniert. Du bist einer von denen, die sagen, alles, was alle Menschen oder die große Mehrheit der Menschen machen, das kann nicht falsch sein? Du bist einer von denen, die **unkritisch** alles, was hinter dem Begriff „**wissenschaftlich**" steht, als Gottes Wahrheit betrachten? Du sagst dir ganz sicher, wenn alle das sagen, alle das essen und du seit deiner Kindheit immer gehört hast, dass Milch gesund ist und sie überall zu finden ist, dann ist sie 100% gesund?

Denkst du so?

Dass **Milch** vielleicht doch auch krank machen kann, fängst du langsam an zu begreifen. Dass **Weißmehl**, **Zucker** und **Salz** dich krank machen können, weißt du sicher, denn davor wird oft gewarnt, obwohl es in fast allem enthalten ist, was du verzehrst. Dass dich aber diese vier Lebensmittel **umformen** können, das bedeutet, dass sie nicht nur deine Gesundheit beeinflussen und die Form deines Körpers diktieren, sondern dass sie auch manipulieren, was und wie du denkst und fühlst, deinen Willen **manipulieren** – das bedeutet, letztendlich deine **Identität** mitprägen – das wirst du kategorisch und vehement ablehnen. Es wäre falsch und erfunden und man will nur Angst verbreiten.

Denkst du so?

Leider muss ich dir eine unschöne Nachricht mitteilen: Tatsächlich kennen dich Coca-Cola, MüllerMilch, McDonald's, Nestlé, Danone, Mars, Lindt, Snickers, Cadbury und Co. viel besser, als du denkst. Sie entscheiden nicht nur mit, wie gesund du bist, sondern auch, wie du essen sollst und willst, was du denkst, wie du dich fühlst, wie **krank** du wirst, wie glücklich du bist, welche Laune du hast und wie hoch oder niedrig deine Stress-Toleranzgrenze ist. Denn die Produkte, die sie herstellen, können dich **abhängig** machen und deinen Willen manipulieren.

Dr. Jayne Goldman von der *University of Connecticut* machte 1986 ein interessantes Experiment. Sie gab Kindern eine Dosis Zucker, die der Menge entsprach, die eine Flasche Coca-Cola enthält. 30 Minuten nachdem die Kinder den Zucker gegessen hatten, stellte sie einen **Rückgang** der geistigen **Leistungsfähigkeit** fest. Nach einer Stunde erreichte dieser Effekt sein Maximum.

Im Kinderzentrum von Oklahoma konnte man die **Verbrechens-Quote** von jugendlichen Straftätern um 43% **reduzieren,** indem man ihre Ernährung anpasste und ihnen wenig zuckerreiches Essen gab und Junk-Food eliminierte.

1983 machten finnische Wissenschaftler eine interessante Entdeckung bei Gewalttätern im Gefängnis. Bei denen, die impulsiv und ohne Grund angriffen, stellten die Forscher fest, dass der Zuckerspiegel in ihrem Blut plötzlich abfiel und dann schnell wieder anstieg. Bei denen, die ruhiger oder weniger aggressiv waren, sank der Zuckerspiegel schnell, ging aber langsam wieder hoch.

Dr. Ron Prinz von der University of Florida war der erste, der 1980 die Wirkung von Zucker auf das Verhalten von **Kindern** studierte. Er fand heraus, dass viele Kinder, die sehr zuckerreich aßen, **hyperaktiv** waren und ein Aufmerksamkeitsdefizit hatten. Sie waren auch **aggressiver** und **ungeduldiger**.

Anhand dieser Studien siehst du, was zum Beispiel die Firma Coca-Cola mit dir und aus dir machen kann, wie sie dich lenkt, deine Stimmung kontrolliert und reguliert, ohne dass du es weißt. Und du denkst immer, du hättest alles im Griff!

In diesem Buch wirst erfahren, warum das so ist.

In einer 500ml Flasche **Cola** sind fast **40 Stück Würfelzucker** enthalten.

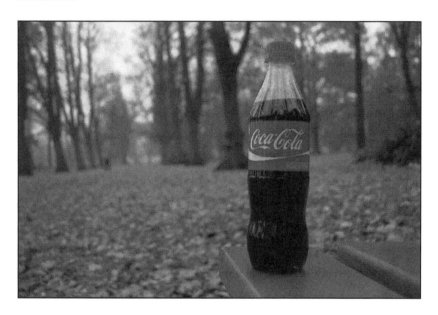

In einem kleinen Glas **Nutella** stecken **78 Stück Würfelzucker**.

In **Fruchtzwerge** Erdbeere von Danone für Kinder stecken pro Becher (50g) ca. **zwei Stück Würfelzucker**.

Im **Kinder-Früchte-Tee** von Hipp stecken **140 Stück Würfelzucker** pro 400 Gramm Trockensubstanz.

In **Steinofenpizza** Hawaii von Wagner (380 Gramm) stecken **acht Stück Würfelzucker**.

In einer **Vollmilchschokolade** von Milka (100 Gramm) stecken **22 Stück Würfelzucker**.

In einer Tüte **Goldbären** (200 Gramm) von Haribo stecken **33 Stück Würfelzucker**.

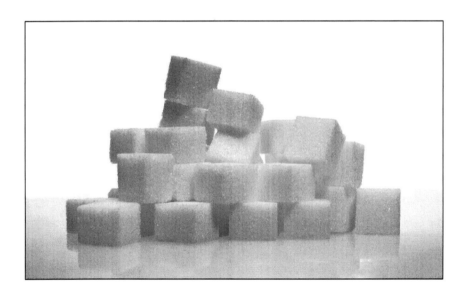

(Quelle: https://de.sott.net/article/1507-Volksdroge-So-viel-Zucker-steckt-in-Lebensmitteln)

Fakten:
Wer hätte das gedacht?
Überernährung tötet
mehr Menschen
als Unterernährung

Nichts in der Welt schadet mehr und tötet mehr Menschen als diese vier Lebensmittel: **Weizen**, **Zucker**, **Milch** und **Salz**. Sie sind die Hauptursache von vielen **chronischen Krankheiten** mit Todesfolge.

.

> **Die Menschen in der westlichen Gesellschaft werden zwar älter, aber nicht gesünder.**

Wir hören immer, wie die Wissenschaft betont, dass sie es geschafft hat, dass die Menschen länger leben. Ich stelle mir immer diese Fragen: Ist es notwendig und lebenswürdig, 90 Jahre lang zu leben, die letzten 25 Jahre aber nur dank vieler Medikamente und Maschinen? An **Alzheimer**, **Demenz**, **Krebs** leiden fast alle älteren Menschen in den westlichen Ländern.

Zurzeit gibt es **mehr übergewichtige** und überernährte Menschen auf der Welt als Unterernährte, mehr Menschen die aufgrund ihrer Ernährung leiden und sterben, als solche, die gar nichts zu essen haben. Zivilisationskrankheiten wie Krebs, Insulinresistenz, Diabetes Typ II, Schlaganfall, Herzinfarkt und Herzkrankheiten, Bluthochdruck, Arteriosklerose, Osteoporose, Alzheimer und auch immer häufiger psychische Krankheiten wie Depression und sogar Schizophrenie nehmen weltweit dramatisch zu. All das sind Krankheiten, die von Menschen gemacht sind bzw. zumindest stark durch die **Industrialisierung der Ernährung** und vor allem durch Milch, Weißmehl und Zucker gefördert werden.

Über 38 Millionen Menschen starben 2012 weltweit an den Folgen schlechter und falscher Ernährung – rund 16 Millionen von ihnen waren jünger als 70 Jahre. Die WHO (Weltgesundheitsorganisation der UNO) warnte 2015 in einem Bericht vor einer „langsam fortschreitenden Katastrophe für die öffentliche Gesundheit."

Die Autorin dieses WHO-Berichts über Prävention und Umgang mit chronischen Erkrankungen, Shanthi Mendis, vertritt die Meinung, falsche und schlechte Ernährung ist eine „weitaus größere Bedrohung der Volksgesundheit als jede andere der Menschheit bekannte Epidemie."

> **Wer hätte das gedacht?**
>
> **Zum Vergleich: Ca. 9.000.000 Menschen sterben jährlich an Folgen der Unterernährung. Überernährung kostet fast drei Mal so viele Menschen ihr Leben.**

Schon 2003 warnte die WHO, dass falsche Ernährung bald **Todesursache Nummer Eins** in der Welt sein wird. Bereits damals hieß es:

> **Zucker, Salz und gesättigte Fettsäuren könnten bereits im Jahr 2020 für drei Viertel aller Todesfälle weltweit verantwortlich sein, wenn die Menschen ihre Ernährung nicht umstellen.**

Heute ist es wahr geworden. Nicht Aids, nicht die Unterernährung, nicht Kriege, nicht die Atombombe, nicht der Terrorismus, nicht die Umweltverschmutzung oder die Erderwärmung sind die **Hauptbedrohung** für die Menschheit, sondern das, was wir lieben und essen: Die **Lebensmittel** und dabei vor allem Weizen, Zucker, Milch und Salz.

> *„Deutschland ist ein tödliches Schlaraffenland.*
> *Für zwei Drittel aller Todesfälle in Deutschland*
> *ist eine ungesunde Ernährung mitverantwortlich",*

so titelte 2011 die Zeitung *Die Welt* in ihrer Online-version. Es ist dort weiter zu lesen:

> *„Von den jährlich etwa 850.000 Todesfällen im Bundesgebiet gehen mehr als 550.000 zumindest teilweise auf das Konto der Ernährung."*

Fettleibigkeit, Diabetes, Alzheimer, Krebs, Herzinfarkt und andere chronische Zivilisationskrankheiten sind unsere wahren Gegner im Kampf um ein glückliches und gesundes Leben, auch wenn durch gut durchdachte Marketingstrategien und Öffentlichkeitsarbeit der Industrie und der Politik – wegen der Milliarden-Gewinne – viele Menschen immer noch glauben, dass der Tod in der Armut liegt und man deswegen

mehr Angst vor Aids als vor Zucker hat, obwohl Zucker mehr Menschen tötet als Aids. **Wie verrückt ist das!**

Es gibt Tatsachen, die wir alle wissen oder ahnen, die wir aber nicht wahrhaben wollen, um es nicht so schwer zu haben, Entscheidungen zu treffen, die unsere „Sünden" gefährden könnten. Von dieser **Heuchelei**, die die ganze Gesellschaft betrifft, profitieren einige multinationale Unternehmen, die andere Interessen verfolgen und alles tun, um uns blind und ignorant zu halten. Für mich sind **Milch**, **Weizen**, **Zucker** und **Salz** die schlimmste **Epidemie** und eine große Gefahr für die Menschheit, so gefährlich oder vielleicht sogar noch gefährlicher als die globale Erwärmung, die Atombombe und Unterernährung zusammen.

Dass diese Tatsache uns nicht besorgt, ist der Beweis dafür, wie süchtig wir bereits geworden sind.

Wissenschaftliche Beweise ja oder nein? Das große Geschäft mit den wissenschaftlichen Studien

Muss alles wissenschaftlich bewiesen werden, damit es uns hilft?

Leider glaubt die große Mehrheit der Menschen in den westlichen Ländern immer noch nur an Informationen, die aus der wissenschaftlichen Ecke kommen. Ich bekomme immer viele Briefe von meinen Lesern, die sich beklagen, dass für manche meiner Behauptungen **wissenschaftliche Quellen** fehlen. Obwohl ihnen mit den Ratschlägen geholfen wurde, wollen sie zur Gewissensberuhigung wissen, ob die Wissenschaft über das eine oder das andere schon mal geschrieben hat.

Ich lächele immer darüber, denn dies zeigt, wie konditioniert wir sind, in Einbahnstraßen zu denken. Man nennt es auf Französisch „la pensée unique". Das bedeutet, nur auf eine Art zu denken. Etwa in der Art: „Was nicht schwarz ist, muss weiß sein." Dass es zwischen Schwarz und Weiß noch viele andere Farben gibt, ist für viele Menschen immer noch schwer zu begreifen.

Die Wissenschaft ist sehr wichtig und die Idee des „wissenschaftlichen Beweises" finde ich sehr gut und auch ethisch und methodisch richtig, denn sie hilft uns zwischen gut, falsch, weniger falsch, seriös, nicht seriös usw. zu unterscheiden und so kommt Wissen vorwärts und verbessert unser Leben.

Wir vertrauen der Wissenschaft, wissenschaftlichen Studien, medizinischen Forschungen, denn wir verbinden damit die Hoffnung auf bessere **Gesundheit, Heilung, Wohlstand und ein langes Leben**. Die Medien stürzen sich darauf und zitieren neue Studienergebnisse wie Trophäen, denen viele Menschen Glauben schenken möchten. Gerade darin liegen die **Missbrauchsmöglichkeiten** und das Geschäft mit den wissenschaftlichen Studien:

Das Geschäft mit unserem Glauben und unserer Hoffnung.

Den Satz **„Vertrauen ist gut, Kontrolle ist besser"** kennt fast jeder von uns. Gerade bei wissenschaftlichen Studien hat dieser Satz seine Berechtigung, damit wir wertvolle und ehrliche Studien von wertlosen und tendenziösen Studien unterscheiden können, die uns nur **manipulieren** wollen, damit wir etwas Bestimmtes tun. Warum?

„Schlank durch Schokolade" diese Doku im ZDF, dem Zweiten Deutschen Fernsehen, brachte großes Medieninteresse. Es ging um das Aufdecken der Wissenschaftslüge „Wer Schokolade isst, nimmt schneller ab", der „Schokoladen-Diät" des „Institute for Diet and Health". Mit Hilfe einer **pseudo-wissenschaftlichen Studie** (einer *Fake*-Studie) und ein paar Werbetricks hatten die Autoren der Studie es geschafft, eine völlig absurde Diät seriös erscheinen zu lassen. Die Doku zeigte, ich zitiere: „Wie leicht sich die Medien von dubiosen Studien manipulieren lassen." Diese Studie wurde weltweit verbreitet. Alle Medien berichteten darüber, was die Wissenschaft wieder geschafft habe und dass Schokolade helfen würde, abzunehmen. Dabei existiert das Institut gar nicht, das diese Studien gemacht haben soll. So einfach wurden Menschen mit dem Begriff „wissenschaftlich" manipuliert und viele dachten nun wirklich, dass man mit Schokolade, die mit Zucker vollgepumpt ist, Fett verbrennen könne.

Wir kennen die Problematik auch bei **Asbest**. Ein stark krebserregender Baustoff, der bis Mitte der neunziger Jahre in Deutschland häufig benutzt wurde, bevor er verboten wurde. Davor gab es top-wissenschaftliche Studien von renommierten Forschern, Laboren und Wissenschaftlern, die diesem Stoff seine Ungefährlichkeit bescheinigten. Alle anderen Studien, die vor Asbest warnten, wurden als verschwörerisch abgestempelt. Die Realität danach war desaströs. Tausende von Menschen, besonders Bauarbeiter, erkrankten wegen Asbest an **Krebs**, weil sie diesen wissenschaftlichen Studien geglaubt hatten. Und so läuft es mit vielen Studien.

> **Die Wissenschaft kann sich irren, kann sich korrumpieren und manipulieren lassen, kann Fehler machen.**

Die **Medizin** ist besonders davon infiziert und dadurch ist unsere Gesundheit manipulierbar.

Viele Ärzte und Forscher, die uns mit Wissen versorgen, bekommen Geld von der Industrie für ihre Mitarbeit. In den Medien wurde schon von solchen Scheinstudien berichten. Medizinerinnen, die Geld für eine Studie kassieren, ohne wirklich eine richtige Studie durchgeführt zu haben, ihr Ergebnis aber „wissenschaftliche Studie" nennen. Wir kennen Fälle, bei denen diese Mediziner vor Gericht landeten und ihre Studie widerrufen mussten.

Manche Quellen meinen, dass bis zu 90% aller Studien in irgendeiner Form manipuliert sind. Ich nenne nur einige Fälle: **Astra Zeneca** und **Bayer Vital, Lucentis, Lipobay** und so weiter.

Wissenschaftliche Standards werden nicht immer respektiert

In mehr als der Hälfte aller medizinischen Forschungsarbeiten werden die wissenschaftlichen Standards nicht eingehalten, sagt der klinische Koordinator am Deutschen Zentrum für Neurodegenerative Erkrankungen (DZNE), Dr. Ulrich Dirnagel, der viele medizinische Studien auf ihre Stichhaltigkeit untersucht hat. Er fand heraus, dass die Dokumentation von vielen wissenschaftlichen Arbeiten unvollständig und sogar manipuliert ist. Dirnagel veröffentlichte seine Untersuchungsergebnisse 2015 im Fach-Journal *PLoS Biology*.

Erfundene medizinische und wissenschaftliche Studien und Erkenntnisse ermöglichen einen hohen Umsatz des betreffenden Medikamentes oder anderer Produkte.

Es geht auch um die Vermeidung von **Schadensersatzansprüchen**. Viele Firmen stellen Medikamente her, die mit der Zeit Menschen schaden. Es wird dann mit allen Mitteln versucht, die

Ursache des Schadens nicht in den betreffenden Medikamenten zu finden, sondern anderswo. Dafür nutzen sie Labore, Forscher, Mediziner, die mit zahlreichen Studien belegen sollen, dass das Medikament okay ist.

Nicht immer geht es um Geld. Manchmal geht es um den Namen, um den Ruf und um Ruhm. Oder um den Kampf unter Wissenschaftlern und um gegenseitige Sabotage.

> **Hiermit möchte ich die Leser nur warnen, nicht einfach blind alles zu glauben, was sich hinter „wissenschaftlich" verbirgt und nicht all dem, das diesen Namen nicht trägt, unkritisch zu misstrauen.**

Kontrolle ist gut, egal aus welcher Ecke Informationen kommen. Das Beste ist das **Selbstexperiment**: Selbst testen und ausprobieren, was der Ratgeber empfiehlt – solange es nicht schaden kann – ist es die richtige Kontrolle.

Die „pensée unique" hindert uns daran, weiterzukommen und andere Wahrheiten zu erfahren, denn die wahre Gesundheit liegt **in deinen eigenen Händen**.

Du kannst viel mehr für dich tun, als uns gesagt wird. Du kannst gesund leben **ohne Medikamente, ohne chronische Krankheiten**, wenn du

- auf die Natur vertraust,
- eine positive Einstellung zu dir findest,
- dich bewegst und deine Ernährung umstellst.

In der **Ernährung** liegt ein Großteil unserer Gesundheit und deine Ernährung liegt in deinen Händen, in deinem Macht- und Wissensbereich und nicht in „wissenschaftlichen Studien". Dieses Wissen zeige ich dir erfolgreich in meinen zahlreichen Büchern, ohne dass ich Mediziner bin.

Sind wir nicht alle ein bisschen Mediziner - unser eigener Mediziner?

Einführung

Du hast sicher schon gehört, dass jemand sagt: „Ich kann nicht auf Käse oder Nudeln verzichten." Hast du vielleicht gedacht, die Person sagt das nur so, weil sie Hunger hat? Tatsächlich kann sie wirklich nicht darauf verzichten. Sie ist **abhängig**. So funktioniert es auch mit Zucker. Ich habe Klienten gehabt, die mir sagten, dass sie manchmal um 3 Uhr aufstehen müssen, um etwas Süßes zu sich zu nehmen, sei es eine Cola oder ein Stück Schokolade oder auch ein Glas Milch, ein paar Nudeln oder ein Stück Brot. In den meisten Fällen glauben sie tatsächlich, dass sie Hunger oder Durst haben. Aber dass sie gesteuert sind und dass diese Gelüste nichts mit Hunger und Durst im natürlichen Sinne zu tun haben, können die meisten gar nicht nachvollziehen. Durch meine Experimente erkannten sie, dass sie wie **Drogen- und Alkoholsüchtige** agierten bzw. reagierten.

Eine Frau bekam **Krämpfe** in der Nacht, in der sie sich erstmals in ihrem Leben widersetzte, abends Cola zu trinken.

Ein Mann, der mir glaubhaft erklären wollte, dass er wirklich Hunger habe und deswegen mitten in der Nacht aufstehen müsse, um zu essen, erkannte, dass es kein Hunger war, als er auf meinen Ratschlag hin ein **Experiment** durchführte, das ich selbst schon gemacht hatte:

An diesem Abend gab es zu Hause **keine Milch, keine Nudeln, kein Brot, keinen Zucker**. Stattdessen kochten wir etwas Afrikanisches, das ihm auch sehr gut schmeckte. Es gab Kochbanane, in Wasser gekocht, mit gebratenem Blattspinat. An diesem Abend aß er 800kcal und war zufrieden und satt und wollte auch danach keinen Nachtisch. In der Nacht bekam er Hungergefühle, ignorierte sie aber und schlief weiter. Es wäre nicht so schlimm gewesen, sagte er mir später.

Am nächsten Tag wurden am Abend gegen 19 Uhr Nudeln mit Tomatensauce gekocht, mit Hartkäse darüber gestreut. Er aß zwei Teller und es waren über 1000kcal. Gegen 21 Uhr hatte er Lust auf etwas Süßes und kurz bevor er ins Bett ging, nahm er sich noch ein paar Nudeln. Nachts stand er tatsächlich auf und aß noch ein paar Nudeln, weil er Hunger hatte.

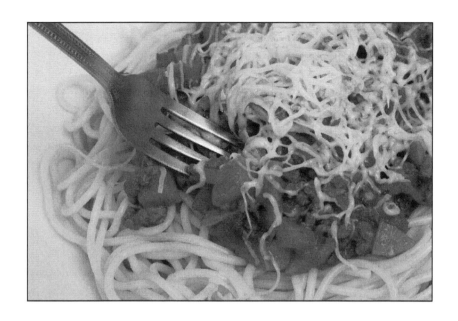

Für den nächsten Tag hatten wir etwas anderes abgemacht. Er aß Nudeln, wie am Vortag, aber es gab keinen Rest. Und das Haus war frei von Milch, Zucker, Weizen. Was es noch zu essen gab, war Kochbanane mit gebratenem Gemüse, was wir in den Kühlschrank stellten, so wie er es immer machte, wenn es Essensreste gab. Der Abend lief genauso wie die vorigen. Nachts bekam er wieder diesen Hunger, stand auf und sah, dass es nur Kochbanane zu essen gab. Sauer ging er dann wieder ins Bett und schlief weiter.

Hast du etwas gemerkt? Wenn es wirklich so starker Hunger gewesen wäre, dann hätte er die Kochbanane gegessen, um den

Hunger zu stillen. Es war **kein echter Hunger**. Es waren vorgetäuschte Hungergefühle, die eigentlich nur **Lust** auf bestimmte Dinge bedeuteten. Sein Körper brauchte Weizen und sein Bauch übermittelte seinem Gehirn ein **falsches Signal**, dass der Bauch leer sei, dass er „Hunger" habe, obwohl er voll war. Und dieser Hunger bezog sich nur auf ganz bestimmte Nahrungsmittel. Als er dann sah, dass es diese Lebensmittel gar nicht gab, war der Bauch auf einmal wieder voll und er hatte keine Lust mehr, zu essen.

Dieses Experiment entstand aus meinen eigenen Erfahrungen, wie zahlreiche andere, die du in diesem Buch finden wirst, mit Erklärungen, warum es so ist bzw. sein könnte. Manche sind wissenschaftlich belegt und bei manchen ist die Wissenschaft noch weit hintendran.

Dieses Buch ist **kein wissenschaftliches Buch** im Sinne von stets belegten und bewiesenen Fakten. Bei meinen Ratgebern, die bis jetzt vielen Menschen geholfen haben und im Gegensatz zu „rein wissenschaftlichen Büchern" auch Bestseller waren, nutze ich das **Wissen aus der Natur**, das ich mir bei meiner Lehre in Afrika angeeignet habe, meine eigenen Erfahrungen und eigenen Experimente an mir selbst, die Erfahrungen aus meinen erfolgreichen Coachings, Erkenntnisse aus zahlreichen selbstorganisierten Umfragen und dem Studieren von zahlreichen wissenschaftlichen Studien. Nicht alles kann wissenschaftlich belegt werden, wie auch Einstein und viele andere große Wissenschaftler erkannten.

Ferner ist im Blick zu halten, dass etwas nicht gut oder schlecht ist, nur weil es wissenschaftlich erklärt wird oder nicht. Nicht nur, weil die **Wissenschaft** immer eine Verspätung gegenüber dem Wissen der Natur hat, sondern auch, weil es um ein großes **wirtschaftliches Interesse** geht. Das ist der Grund, warum es in fast allen Bereichen der Ernährung häufig **widersprüchliche Meldungen** aus der Wissenschaft gibt, je nachdem aus welcher Ecke die Studie kommt und wer sie **finanziert** hat, welches Labor zu welchen großen Firmen gehört und welche Wissenschaftler Geld von wem erhalten.

Es ist schwer, die Menschen zu informieren, ohne zu pauschalisieren. Denn die Hürden, die uns gestellt wurden, um etwas zu beweisen, sind zu hoch. Die sogenannten „wissenschaftlichen Studien und Beweise" sind ein großes Geschäft geworden und die Industrie sowie die Politik profitieren mehr davon als das Volk. Wer hat schon die Mittel, um moderne Labore zu errichten? Wer kann in großen Zeitungen und bei internationalen Konferenzen berichten? Wer kann den besten Forschern top Gehälter zahlen? So kann man das Volk nach Belieben verdummen, „verkranken" und es macht sogar aktiv mit. Sobald du etwas anderes schreibst als das, was die großen Studien besagt haben, wird dir vorgeworfen, **Angst** zu schüren, hysterisch zu sein oder **Verschwörungstheorien** zu verbreiten.

Ich werde oft gefragt, ob ich wissenschaftliche Beweise für dies oder für das habe. Wo ist die Quelle deiner Behauptungen? Obwohl es viele Beweise dafür gibt, dass nicht alles, was wissenschaftlich bewiesen ist, auch wissenschaftlich wahr ist, sind wir so damit aufgewachsen, **nur dem Wissenschaftlichen zu glauben**, dass wir selten Studien in Fragen stellen. Es ist eine Art, uns selbst nicht in Frage zu stellen, damit wir uns ohne schlechtes Gewissen zerstören können, nur weil wir keine Verantwortung übernehmen und keine schweren Entscheidungen treffen wollen.

Brauche ich eine wissenschaftliche Quelle, wenn ich auf Weizen verzichte und dann keine Kopfschmerzen mehr habe, sobald ich aber wieder Weizen zu mir nehme, Kopfschmerztabletten meine Freunde werden? Lieber verzichte ich auf wissenschaftliche Studien und habe dafür keine Kopfschmerzen mehr.

> **Wenn ich auf A verzichte und Beschwerde B verschwindet, was will ich noch mehr? Was hilft es mir, was eine Studie dazu gesagt oder nicht gesagt hat?**

Jeder muss für sich selbst sorgen, anstatt der Rechtsanwalt von Ideologien und Prinzipien zu sein, die einem selbst nichts einbringen.

Wer sich nur auf wissenschaftliche Studien stützt, um seine Gesundheit zu schützen, schadet ihr langfristig. Hast du dich schon einmal gefragt, warum etwas heute wissenschaftlich bewiesen toll für den Körper sein soll und dann 25 Jahre später, wenn die Patente abgelaufen sind und ein neues Produkt entstanden ist, plötzlich vor dem alten Produkt gewarnt wird, das man jahrelang als hervorragend angepriesen hat? Stattdessen wird nun auf das neue Produkt verwiesen und als wissenschaftlich empfohlen!

Meine Bücher schaffen Vorsprung. Das ist der Grund, warum sie immer etwas Besonderes sind. Dieses Buch ist eine tolle Synthese aus wissenschaftlichen Tatsachen, afrikanischer Naturlehre, Wissen aus vielen Teilen der Welt, eigenen Experimenten, Forschungen und Erfahrungen aus meinem Coaching. Es beinhaltet vieles, so wie kein anderes Buch zuvor und versorgt dich mit sehr vielen neuen Erkenntnissen, die du bis heute so nicht in Betracht gezogen hast. Vielleicht hilft dir dieses Buch, die Ursachen einiger deiner Beschwerden zu erkennen und sie richtig zu bekämpfen.

Dieses Buch kann deine Gesundheit verändern.

Ja, es kann dein Leben verändern, verbessern und dich glücklich machen.

Unsere Ernährung,
die wahre Droge: Wenn
Weizen, Milch,
Zucker, Salz
zur Religion werden und aus
Lebensmitteln
Drogen werden

Nahrungsmittel werden **Futtermittel**. Wir werden gefüttert wie Tiere. Es geht nur noch darum, uns satt zu *kriegen* und daraus Gewinne zu machen.

Nicht nur Kokain, Zigaretten und Haschisch machen uns süchtig und krank. Viel gefährlichere **Drogen** sind Weizen, Milch, Zucker und Salz. Sie verursachen mehr **Leid**, mehr **Schaden** und bringen häufiger den **Tod**.

Unsere ganze moderne Ernährung dreht sich um Milch, Weizen, Zucker und Salz. Es gibt keinen Ort und kaum eine Speise, wo man diese Nahrungsmittel nicht findet, mal natürlich, mal künstlich und chemisch.

Jeder isst Zucker, Weißmehl, Milch, Salz und das scheint normal zu sein.

Zucker, Milch, Weißmehl und Salz sind überall, auch da, wo wir es am wenigsten erwartet hätten. Die kleinsten Snacks sind vollgepumpt mit Zucker. Alles wird dafür getan, dass wir diese vier Lebensmittel im Übermaß konsumieren. Überall, wohin wir auch gehen, gibt es Süßigkeiten und gesüßte und gesalzene Lebensmittel. Im Supermarkt stehen sie ganz vorne an der Kasse, damit die Kinder es nicht verpassen, im Kino, in Tankstellen, in Bahnhöfen, auf dem Sportplatz, im Schwimmbad, am Strand usw. dürfen sie nicht fehlen. Großeltern versorgen die ahnungslosen Enkel mit Süßigkeiten, um ihre Liebe zu zeigen. Bei Feiern und zur Vergnügung bieten wir fast ausschließlich süße Dinge an: Gebäck, Kuchen, Getränke und Desserts. Diese Gewohnheit machen wir zu unserem Dogma: Wir ernähren uns von Zucker, Mehl, Salz, Milch von morgens bis abends. Es ist sehr schwer, dies zu vermeiden. Wir werden regelrecht dazu gezwungen, sie zu essen. Wir preisen, loben und beten sie an. Wenn wir traurig oder unzufrieden sind, wenn es uns nicht gut geht oder wenn wir Erfolg haben und glücklich sind.

Zucker, Milch, Weißmehl, Salz Halleluja Amen

Einen Tag lang ohne Lieblings-Cola? Ohne den Schokoladennachtisch? Das ist für viele kaum vorstellbar. Zucker, Milch, Salz und Weißmehl-Produkte werden zum Gebet und sind bei vielen Menschen gottgleich oder sogar höhergestellt.

Anstatt Gott Danke zu sagen, rennen wir zu diesen Lebensmitteln und bedanken uns bei ihnen. Wir glauben mehr an sie als an

Gott. Ein Ritual entsteht und die Ernährung wird somit unsere wahre Religion, die Religion der modernen Menschen mit vielen Göttern: Weißmehl, Milch, Zucker, Salz, auf die wir nicht mehr verzichten oder sie wenigstens reduzieren können, ohne Gefahr zu laufen, als Verschwörungstheoretiker, Ungläubiger oder Sektenanhänger zu gelten. So tief sind die Sucht und die Programmierung in uns, dass wir diese Religion als die einzige wahre betrachten.

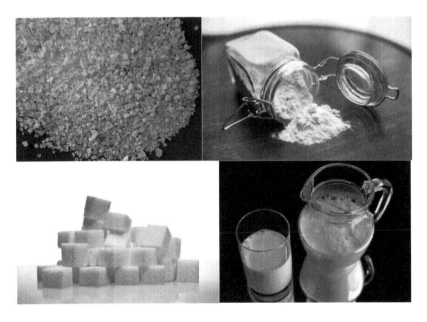

Diese **Konditionierung** auf Weizen, Milch, Zucker und Salz ist beunruhigend und fahrlässig, weil diese Lebensmittel in den übermäßigen Mengen, die wir zu uns nehmen und vor allem in ihrer industriellen Form, eine große **Gefahr für den Körper** sind. Diese Programmierung, die wir eingepflanzt bekommen haben, ist sehr tief verankert und schwer zu entfernen.

Niemand fragt sich, warum bestimmte Krankheiten immer aggressiver und verbreiteter werden, trotz großer medizinischer Fortschritte.

Die Welt um dich herum hat sich unaufhaltsam verändert. Diese Produkte, die zum Teil seit Tausenden von Jahren von unseren Vorfahren gegessen wurden, waren nicht immer schlecht. Es waren bis vor 50 Jahren noch nahrhafte Lebensmittel. Doch dann kam die **Industrie**, das **Geld** und die **Gier**.

Beobachtungen, die zeigen, wie die Ernährung unser Verhalten beeinflusst: Was in dir passiert, ohne dass du es weißt – die Konditionierung des negativen Gefühls durch Lebensmittel

Wie beispielsweise Zucker uns dazu bringt, wütend zu sein

Es kann sein, dass du wütend bist, nicht weil du wütend sein willst oder musst oder weil der Kollege dich geärgert hat, sondern weil der Zucker es so will, weil Coca-Cola es will.

Programmierung und Abhängigkeit gleichzeitig

Sobald wir geboren sind, oder sogar noch im Bauch der Mutter, werden wir schon mit Zucker in der einen oder anderen Form konfrontiert. Die meiste **Babynahrung** enthält Zucker in irgendeiner Form. Die meisten Studien zeigen, dass viele Lebensmittel wie Brei, Getränke oder Kekse für Säuglinge **überzuckert** sind und **viel Salz** enthalten.

Durch fehlgeleitete Propaganda und aggressive Werbung, unterstützt von Medien und Experten, wird uns suggeriert, dass zum Beispiel Schokolade uns guttut und Stoffe enthält, die unser Gemüt besänftigen und uns fröhlich und glücklich machen. Es wird uns empfohlen, ein Stück Schokolade zu essen, wenn es uns schlecht geht; oder Eis, weil es uns erfrischt.

Um diese Behauptung in der Werbung zu unterstützen, werden selbstverständlich wissenschaftliche Studien und Ergebnisse von Forschern herangezogen. Forscher, die von den gleichen Leuten (der Industrie) finanziert werden. Sie wissen genau, dass besonders der westliche Mensch beim Hören des Wortes „wissenschaftlich belegt" alle seine Bedenken und seine Selbstfürsorge aufgibt, denn in diesem Kulturkreis wird die Wissenschaft mehr geehrt als Gott.

Dass in den meisten Schokoladen, die verkauft werden, kaum Kakao enthalten ist, sagen uns diese wissenschaftlichen Studien nicht. Wir sind schon so konditioniert, dass wir denken, Schokolade entspricht Kakao. Würde die Werbemaschinerie sagen, dass Kakao für gute Laune sorgt, dass er Magnesium enthält, die Blutgefäße gesund hält und das Herz-Kreislaufsystem schützt, würde ich sofort zustimmen. Kakao ist wirklich ein Medikament, das ich als Kind in Kamerun oft gegessen habe. Aber Schokolade mit einer ausreichenden Menge Kakao mit diesen guten Eigenschaften ist selten und teurer und die Schokolade, die kaum Kakao enthält, aber dafür massig Zucker, Fett, Milch und Weizen ist diejenige, zu der die Werbung uns verleitet.

So wird uns bewusst suggeriert, unbewusst massig Zucker zu uns zu nehmen, weil dieser uns guttun würde und unsere Frustration, schlechte Laune und Wut eindämmen wird. Durch den Glauben konditionieren wir unser Essverhalten auf Schokolade. **„Wenn es mir schlecht geht, tut mir die Schokolade gut"**, so wird das Axiom im Gehirn festgelegt. Die unheilvolle Programmierung nimmt ihren Lauf.

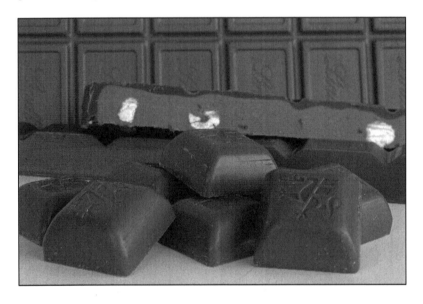

Aber das allein macht uns noch nicht abhängig von der Schokolade, von der wir kaum mehr loskommen. Die **Abhängigkeit** hat mit dem **Zucker** zu tun, denn ein Stoff in diesem Zucker wirkt berauschend in unserem Gehirn, wie Morphium, und ist zuständig für dieses Glücksgefühl, denn dieser Stoff lässt das Gehirn

Glückshormone ausschütten, die ähnlich wie Alkohol oder Drogen unsere Gefühle steuern. Und das weiß die Industrie genau.

Je mehr Schokolade wir essen und somit **massig Zucker** verzehren, desto **abhängiger** werden wir und essen noch viel mehr davon. Nun übernimmt die Lust nach Zucker unser **Gehirn**. Und Zucker hat schon seine Tricks. Das Gehirn weiß genau, dass du ihm schon suggeriert hast: **„Wenn es mir schlecht geht, tut dir die Schokolade gut."** Du hast es doch die ganze Zeit unbewusst so erzogen. Da das Gehirn schon „abhängig" ist und ständig diesen „leckeren" Stoff will, setzt es seine bekannten Tricks ein. Es weiß, dass du durch die Selbstprogrammierung deine Reizbarkeits-Toleranzgrenze heruntergesetzt hast. Es lässt dann schlechte und negative Gefühle wie Wut, schlechte Laune, Ärger, Trauer, Unzufriedenheit, Antriebslosigkeit, Angst, Sorge usw. in dir entstehen, denn es weiß, dass du, um dich zu beruhigen, auf Schokolade zurückgreifen wirst. So kommt es immer an seinen Stoff.

Da es also eigentlich um Zucker geht, nicht um Kakao, denn der ist kaum in Schokolade enthalten, da er teuer ist, greifst du selbstverständlich auf alle Süßigkeiten zurück, um deine gute Laune und das Glücksgefühl wieder zu erlangen.

Ohne es zu wissen, erfüllst du **fremde** Funktionen und glaubst fest daran, dass dies dein eigener **Wille** ist.

So geht es auch mit Salz, Milchprodukten, Nudeln oder Käse, die uns regelrecht berauschen und uns diktieren, wie und was wir essen müssen, wie es uns geht und was wir fühlen sollen.

> **Du verstehst jetzt vielleicht, warum du manchmal spontan einfach so sauer oder gestresst bist, schlechte Laune hast, ohne Grund unglücklich bist. Das könnte zu tun haben mit Weizen, Milch, Zucker und Salz.**

Wie das passiert, wie industriell produzierte Milch, Weizen, Zucker, Salz eine Gefahr für die Gesundheit geworden sind und im Körper wie Drogen wirken, wie wir zu **Junkies** werden (jetzt wirst du verstehen, warum es **Junkfood** heißt), das wirst du in den nächsten Kapiteln erfahren und dich davon überzeugen.

1. DROGE: MILCH

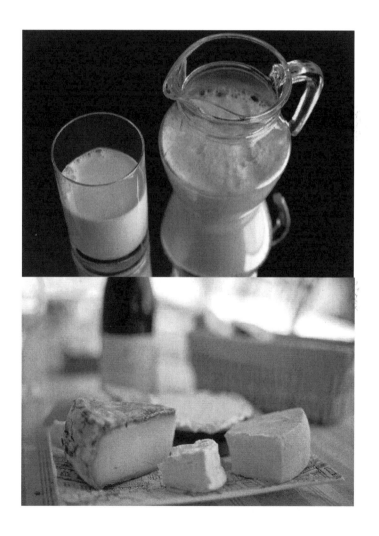

Droge: Milch

Ein unglaubliches Phänomen mit vielen Wiedersprüchen – das Lebensmittel MILCH

Es gibt selten ein Lebensmittel, dessen Image und dessen Realität so weit auseinanderliegen, wie von **Milch**, wenn man das gesundheitsfördernde Image auf der einen Seite und die wissenschaftlich bewiesenen **gesundheitlichen Schäden** auf der anderen Seite betrachtet.

Milch ist sehr beliebt, weil sie eine Menge Calcium enthält, sie soll Osteoporose verhindern und galt (und gilt immer noch) als unerlässlich für Kinder, die sich im Wachstum befinden. Aber alle Studien zeigen, dass die Länder mit dem höchsten Konsum von Milchprodukten auch die höchsten Raten von Osteoporose, Knocheninstabilität und Knochenbrüchen haben. Ein klarer **Widerspruch** zu dem, wie man Milch normalerweise darstellt.

Es gibt neben Zucker kaum ein anderes Nahrungsmittel, das so gesundheitsschädlich ist wie Kuhmilch und Milchprodukte.

Nicht nur, dass die Mehrheit der Menschen auf der Erde unter Kuhmilch-Unverträglichkeit leidet, sondern auch, weil viele Studien belegen, dass die Kuhmilch **Ursache** vieler **entzün-**

Droge: Milch

dungsbedingten und **chronischen Krankheiten** ist, wie Krebs, Herz-Kreislauferkrankungen, Diabetes, Alzheimer, Demenz. Milch kann die Stoffwechselfunktionalität stören, fördert Akne, Erkältung, Regelschmerzen, Karies [besonders bei Kindern, die Milch aus der Flasche trinken (Milchzucker oder Lactose)].

Außerdem findet man eine hohe **Schadstoffbelastung** (Dioxine, PCB, Schwermetalle) in Kuhmilch.

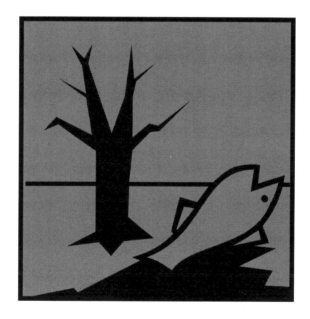

Nun zeigen auch immer mehr Studien, dass Kuhmilch und Milchprodukte sogar unser Gehirn angreifen und uns abhängig machen können wie Drogen (Kasomorphine).

Droge: Milch

1.1. Was ist Milch und wie entsteht sie? (Kuhmilch)

Milch ist laut Wikipedia eine weiße, trübe Emulsion bzw. kolloidale Dispersion von Proteinen, Milchzucker und Milchfett in Wasser.

Die Hauptnährstoffe in der Milch sind **Proteine**, **Fette**, **Glucose**, **Calcium** und **Vitamine**.

Die häufigsten Proteine, die etwa 80 % der Gesamtproteinmenge ausmachen, sind die Caseine.

Das wichtigste Kohlenhydrat in der Milch ist **Lactose**.

Der **pH-Wert** von Milch schwankt zwischen 6,7 für frische Milch bis etwa 4,5 für saure Milch.

Der natürliche **Fettgehalt** von Kuhmilch liegt bei ca. 4,2 %.

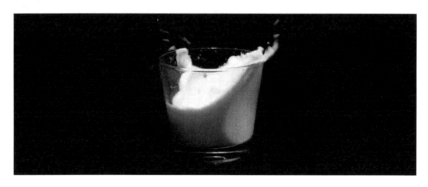

1.2. Wie kommt die Milch in die Kuh?

Hier eine lustige, kurze und einfache Erklärung, damit jeder es gut verstehen kann, ohne viele wissenschaftliche und technische Ausdrücke:

Die Milch entsteht im Euter

Schon vor der Geburt des Kälbchens beginnt die Milchbildung im Muttertier. Sie wird ausgelöst durch das Hormon Prolaktin im Gehirn des Rindes. Dieser spezielle Stoff regt die Milchdrüsen im Euter an. Er besteht aus Drüsengewebe mit ca. 2 Milliarden winzigen Hohlräumen, die mit den Milchdrüsenzellen ausgekleidet sind. Diese Drüsen erzeugen immerzu die Milch. Bis zu 15 Litern können im Euter aufgenommen werden. Damit die Flüssigkeit nicht ungehindert ausfließt, verschließt ein Ringmuskel die Zitze am Euter.

Droge: Milch

Aber warum hat die Milch eine andere Farbe als das Gras?

Im Verdauungstrakt der Kuh wird das Gras aufgespalten und aufbereitet. Die dabei entstehenden Nährstoffe sind die Ausgangsstoffe für die Milch. Sie werden durch das Blut in das Euter transportiert. Erst hier in den Milchbildungszellen erfolgt die eigentliche Umwandlung in die Milch.

Die Milch entsteht durch eine chemische Umwandlung der Ausgangsstoffe. Die einzelnen Bestandteile werden wie in einem Baukastensystem neu zusammengesetzt. Zum Beispiel wird Blutzucker in Milchzucker umgewandelt. Auch die Zusammensetzung von Eiweiß und Fett in der Milch ist anders, als die zuvor im Blut. Das sieht man auch an der Farbe der Milch. Die ist immer weiß, egal welche Farbe die Nahrung hat. Damit 1 Liter Milch entstehen kann, muss das Drüsengewebe von 500 Litern Blut durchflossen werden. Eine ganze Menge also. So viel Milch am Tag zu produzieren ist anstrengend. Sicherlich ein Grund, warum Kühe den ganzen Tag herumstehen, herumliegen und fressen.

Text: Informationsbüro Milch & Markt

1.2.1. Frische Vollmilch? Wie frisch ist unsere Milch? Wie kommt die Kuhmilch in den Supermarkt und auf unserem Tisch?

Frische Vollmilch? Viele lesen diese Beschriftung auf der Milchverpackung und glauben tatsächlich, dass sie dabei sind, natürliche Milch zu trinken.

Wenige Menschen wissen, was echte Kuhmilch ist. In vielen Ländern wird Milch meistens pasteurisiert oder intensiv erhitzt (H-Milch) und somit verliert sie die wahren Eigenschaften der Milch und hat eigentlich nichts mehr mit der Milch zu tun.

Und was ist mit frischer Milch? Auch die frische Milch muss sich dennoch bestimmten Verarbeitungsprozessen unterziehen, bis sie auf unserem Tisch steht:

Die Milch wird maschinell gemolken.

Die Milch erlebt verschiedene Temperaturänderungen:

Sie wird **gekühlt** (die Milch erfährt eine Temperaturänderung von bis zu 30°. Die Kühlung sorgt für Schäden in der Milchfett- und Milcheiweissstruktur. Somit verliert sie die natürliche

Droge: Milch

Trinktemperatur, die der Körper normalerweise erwartet und ihm dabei hilft, sie zu verwerten).

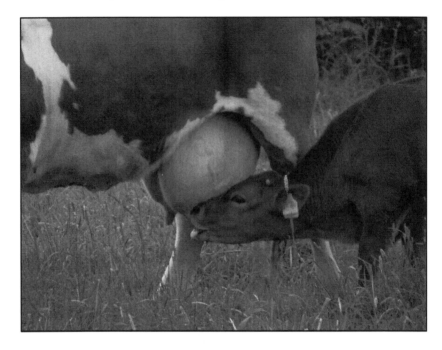

Normalerweise und natürlicherweise wird das **Licht** niemals die Milch treffen, denn sie sollte vom Euter der Mutter direkt in den Mund des Kälbchens fließen. Dieser Kontakt mit dem Licht verändert die Milchstruktur ebenfalls und die Milch fängt schneller an, biologisch **abzubauen** und so können sich Mikroorganismen und Krankheitserreger bilden. Deswegen wird Milch vorsorglich erhitzt, je nach Art: Bis zu 130° für H-Milch und 75° für pasteurisierte Milch, auch wenn man sie direkt beim Bauern kauft.

Eine erhitzte Milch verliert verständlicher- und logischerweise ihre natürlichen gesunden Eigenschaften.

Diese starken Temperaturänderungen töten zwar gefährliche Bakterien, die durch Menschenprozesse entstanden sind, aber auch wertvolle Bakterien z.B. Milchsäurebakterien, die in der natürlichen Muttermilch enthalten sind und dem „Baby" helfen sollen, ein starkes Immunsystem zu entwickeln. Diese Bakterien sind genau dem „Baby" angepasst und können ihm nicht schaden, anders als die aus der pasteurisierten Milch.

Es wird uns gesagt, dass pasteurisierte Milch chemisch gesehen genauso ist wie die Rohmilch, weil sie immer noch diese wichtigen Mineralstoffe besitzt. Aber viele Studien zeigen, dass ein Kalb nach nur sechs Monaten sterben würde, würde es nur pasteurisierte Milch trinken.

Wir haben schon gelesen, warum Milch pasteurisiert wird. Es müsste eine Möglichkeit gefunden werden, um die Rohmilch noch **so natürlich wie möglich** als frische Milch zu servieren, ohne dass die Bakterien uns schaden, die durch Verarbeitungsprozesse entstanden sind. Pasteurisierte Milch ist ganz sicher eine veränderte Mich mit weniger Qualität als Rohmilch. Die Pasteurisierung verändert nicht nur die Struktur der Milch, sondern auch das **Mineraliengewicht** und den **Fettgehalt**. Der Fett-

Droge: Milch

gehalt wird angepasst und genormt und hat nichts mehr zu tun mit der ausgewogenen „Muttermilch".

Dann wird die Milch gelagert und mit Höchstgeschwindigkeit in Tankwagen gepumpt und abtransportiert, dann wieder rausgepumpt und in Flaschen und Tüten abgefüllt (somit kommt sie nicht, wie von der Natur vorgesehen, vom Euter direkt in den Mund des Babys und außerdem verändert diese mechanische Belastung die Struktur der Milch).

Die heutige Milch, die überall in Supermärkten zum Verkauf angeboten wird, hat nichts mehr mit der Milch zu tun, die die Kuh gegeben hat und frisch, wie sie beworben wird, ist sie längst nicht mehr.

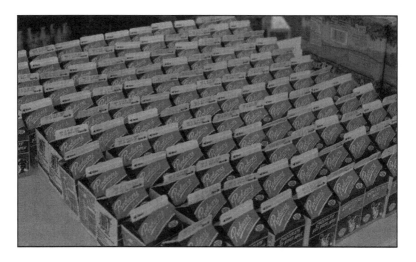

1.3. Mythos Milch und Milch heute:
Was steckt wirklich in der Milch?

Jeder von uns hat schon im Kindesalter gelernt, dass Milch sehr gesund ist und getrunken werden muss, wenn man gesund sein will.

Die Marketingstrategie der Industrie, unterstützt durch Ärzte, geht voll auf und das mit gutem Gefühl und gutem Gewissen, wenn wir uns mit Milch fast „ertrinken", denn wir glauben, dass wir etwas Gutes für unsere Gesundheit tun.

Dass das **Gegenteil** der Fall sein könnte, dass Milch die Knochen nicht stärkt, wie uns gesagt wird, sondern das Gegenteil bewirkt, kann die große Mehrheit von uns selbstverständlich nicht glauben. Viele nannten mich zuerst **Scharlatan** oder behaupteten, dass ich ein **Verschwörungstheoretiker** wäre. Aber später mussten sie doch ihre Meinung revidieren und die Milch allmählich kritischer betrachten, als ich ihnen nur eine Frage stellte:

Droge: Milch

> **Wenn die Milch wirklich die Knochen stärken würden, so wie uns gesagt wird, dann würde doch die Kuh selbst, die wegen ihres Gewichts stärkere Knochen braucht als wir Menschen, niemals auf ihre Milch verzichten, oder?**

Kühe trinken nur als „Baby" (Kalb) Milch, nach zwei Jahren ist Schluss. Warum würde die Kuh dann auf das Wichtigste für ihre Knochen verzichten? Die Natur hat nicht vorgesehen, dass Tiere (dazu gehören auch Menschen) **Milch im Erwachsenenalter** trinken. Sie dient der Aufzucht, dem Aufwachsen. Die Menschen sind die einzigen Lebewesen auf der Welt, die das tun, bzw. die auch Tiere dazu bringen, es zu tun. Unser Körper ist deswegen nicht darauf vorbereitet, im Erwachsenenalter Milch problemlos zu verarbeiten, denn Milch hilft den Babys etwas zu erreichen, das wir als Erwachsene schon erreicht haben. Die „Mehrmilch" im Körper kann deswegen nur noch **schaden**.

Hmmm, dann fingen meine Kritiker doch noch an, sich Gedanken zu machen.

Bedenke außerdem: Noch vor 50 Jahren hat eine Kuh
weniger als 3000 Liter Milch im Jahr produziert,
1980 war sie bei 4180 Litern Milch pro Jahr,
1998 waren es bereits 5350 Liter,
Tendenz weiter steigend ...
Das kann nur gehen, wenn Kühe künstlich, technisch und genetisch manipuliert werden und indem sie hochleistungsfähige Futtermittel (chemisch verändert) bekommen, die eine solche Milchproduktion fördern.

In der Milch steckt, was in die Kuh *reingetan wird*

Bevor ich dir erkläre, warum und wie Milch und Milcherzeugnisse deine Gesundheit regelrecht sabotieren und dich nach Milchprodukten süchtig machen, schauen wir uns zuerst einmal an, **was wirklich in der Milch steckt** (habe dabei immer die Erklärung im Blick aus Kapitel 1.1.1 „Wie kommt die Milch in die Kuh?", denn damit verstehst du besser, warum das, was die Kühe essen, ihre Milch radikal beeinflusst):

Droge: Milch

▶ Rückstände **östrogenhaltiger** Stoffe: **Weibliche Hormone** im Übermaß, denn die Kühe müssen künstlich „trächtig" gehalten werden, damit sie ganzjährig Milch erzeugen können. Sie bekommen zur Leistungs-, und Wachstumssteigerung Hormone verabreicht (normalerweise können Säugetiere nur Milch erzeugen, wenn sie trächtig sind und Babys bekommen).

▶ **Rückstände** von **Medikamenten** und **Schadstoffe** durch Antibiotika, damit die Kühe hochleistungsfähig bleiben; Insektenvernichtungsmittel und Pflanzenschutzmittel (Pestizide), die über das Gras und die Futtermittel aufgenommen werden.

▶ **Chemikalien**: Schlechte Futtermittel mit vielen Chemikalien (wenn Tiere Kannibalen werden?). Die Milchkühe sind heute **Hochleistungsmilchmaschinen**. Sie bekommen mit Eiweißstoffen angereichertes Spezialfutter mit genmanipuliertem Soja. Omega-3-Fettsäuren und Vitamin D fehlt beispielsweise in der Milch aus Massentierhaltung.

Man kann ohne große Angst vor einem Irrtum sagen, dass die Milch heute, so wie sie produziert und verarbeitet wird, besonders die Milch aus Massenproduktion, sehr wenig mit „gesund" und mit der Milch von früher (vor nicht einmal 50 Jahren) zu tun hat. Es ist nicht vorstellbar, dass eine Kuh so viele Schadstoffe aufnimmt und diese dann kaum in ihrer Milch zu finden sein sollen, oder wenn sie doch darin enthalten sind, dass sie dann keine negativen Nebenwirkungen auf uns Menschen haben sollen.

1.4. Die wirtschaftliche Bedeutung der Milch

Das Geschäft mit der Milch ist riesig und deswegen ist es für den Konsumenten kaum möglich, die volle Wahrheit zu erfahren. Man kann nur neutral die Daten zusammenstellen, damit jeder Verbraucher sich selbst seine Meinung bilden kann und selbst entscheidet, wie er mit der Milch umgehen möchte.

Die fünf größten Unternehmen in der Milchbranche (Nestlé, Danone, Lactalis, FrieslandCampina und Arla Foods), machten 2010 fast **60 Milliarden Euro Umsatz** mit Milchprodukten und sie geben sehr viel Geld aus für die Werbung, damit wir Verbrau-

Droge: Milch

cher weiter davon ausgehen, dass Milch für unsere Gesundheit sehr wichtig, ja sogar unentbehrlich wäre.

Fast **120 Kilo Milch und Milchprodukte** verbrauchen die Deutschen pro Jahr und die Branche beschäftig fast **40.000 Personen**. Somit ist die Milchindustrie in der Ernährungsindustrie ganz weit vorne.

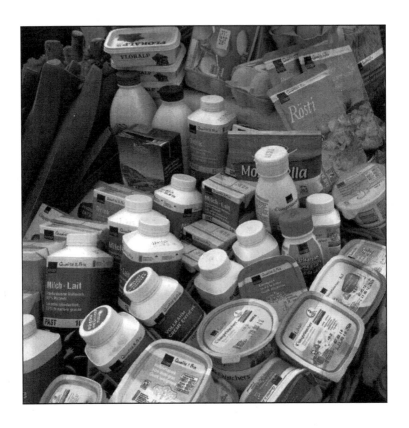

1.5. Im Rauschgefühl: Wie Milch abhängig macht und unser Gehirn steuert

Wir hören oft Menschen auf Käse schwören und sagen, dass sie ohne Käse nicht leben können und sich nicht vorstellen können, darauf zu verzichten. Manche benutzen **Milch als Wasserersatz** und stillen ihren Durst damit. Sie werden richtig nervös, schlecht gelaunt, aggressiv, antriebslos, unruhig, wenn sie keine Milch bekommen, tatsächlich wie eine Person, die von Alkohol oder Drogen **abhängig** ist.

In meinen Studien, Beobachtungen und meinen Experimenten habe ich gemerkt, dass zwar ähnliche Reaktionen (**Entzugserscheinungen**) zu bemerken waren, sie aber nicht so intensiv waren wie bei Menschen, die wirklich drogenabhängig sind. Aber ich stellte fest, dass es bei Menschen, die sehr viel und regelmäßig Milchprodukte zu sich nahmen, viel intensiver und schwieriger war sich vorzustellen, **ohne Käse** und andere Milchprodukte auszukommen. Allein die Vorstellung machte ihnen schon **Angst** und sie wurden nervös. Besonders für Menschen, die regelmäßig Pasta mit geriebenem Käse verzehrten, war es fast unmöglich, mehrere Tage darauf zu verzichten.

Droge: Milch

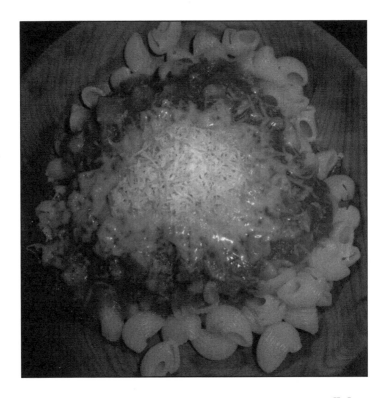

Warum ist das so? Warum war ich auf einmal so **fixiert auf Milchprodukte und Käse**, irgendwann auch einfach so allein, ohne Sauce? Die Erklärung kann wirklich ein Abbauprodukt von Milch sein, das uns süchtig macht: das Kasomorphin. Wie Morphium wirkt es betäubend und verursacht eine Abhängigkeit. Deshalb kann man dieser Sucht nach Käse, Milchprodukten, Milchschokolade eine Erklärung geben.

> **Viele wissenschaftliche Studien haben gezeigt, dass das Abbauprodukt von Kasein (Hauptbestandteil von Milch), das Kasomorphin, im Körper ähnliche Reaktionen hervorrufen kann, wie Morphium.**

Morphium ist ein Analgetikum, ein **Schmerzmittel**, das auch in der Medizin verwendet wird, um körperliche Schmerzen zu lindern. Einmal in den Körper gelangt, betäubt dieses Alkaloid Schmerzen, entspannt die Person und kann auch ein sexuelles Stimulans sein. Es wird als **Droge** eingestuft, wegen der starken Abhängigkeit, die es verursacht.

So läuft es ab:

Kasein wird bei der Verdauung im Darm in das Abbau-Produkt Kasomorphin zerlegt, einem opiumähnlichen Stoff, ein sogenanntes **Exorphin**. Ex- bedeutet, dass es im Gegensatz zu den körpereigenen **Endorphinen** steht. Der Darm kann es nicht weiterverarbeiten und deswegen landet es im Blut, erreicht so das Gehirn und dockt dort an Opiatrezeptoren an.

> **Die Morphine in der Milch sollen dazu dienen, die Beziehung des Kälbchens zu seiner Mutter zu stärken und das Kälbchen zu animieren, mehr Milch zu trinken.**

Kasomorphine sind auch in der **Muttermilch** der Menschen enthalten und man vermutet, dass sie es sind, die das Baby zum Trinken anregen und dazu führen, dass die **Babys** nach dem Trinken oft müde und schlapp **glücklich** an der Brust **einschlafen**.

Die Muttermilch der Menschen hat einen geringeren Anteil an Proteinen und somit auch an Kasomorphin. Die Konzentration der Kasomorphine in der Kuhmilch ist viel höher und sie haben eine andere Struktur, wegen der zahlreichen Schadstoffe und

Droge: Milch

Manipulationen in der Züchtung der Kuhmilch in den westlichen Ländern. Die Milch von Kühen aus westlichen Ländern hat eine stärkere morphiumähnliche Wirkung als Kuhmilch aus anderen Regionen der Welt, wo sich die Kühe noch natürlicher ernähren und viel mehr Gras fressen als Fleischmüll. Außerdem ist zu beachten, dass Kälber einen anderen Verdauungsapparat haben als Menschen und somit ihre Milch besser verwerten können als wir.

Dieses Kasomorphin in der Milch kann erklären, warum manchen Menschen ein echtes **Suchtverhalten** bei Milchprodukten wie Käse zeigen und sich davon nur schwer trennen können und **Entzugserscheinungen** zeigen, die einem Drogenentzug gleichkommen, wenn sie versuchen, darauf zu verzichten: Ein harter Kampf entsteht mit einer unbezwingbaren Lust, Brot oder Milchprodukte zu essen, die Gedanken kreisen immer nur darum, die Zweifel werden groß (das ist doch alles Unsinn, das schaffe ich nie).

Diese Sucht erklärt vielleicht, dass diese Menschen früher oder später doch wieder voll bei Käse, Milchprodukten und Weizen landen und es erklärt auch, warum so viele Diäten scheitern?

Droge: Milch

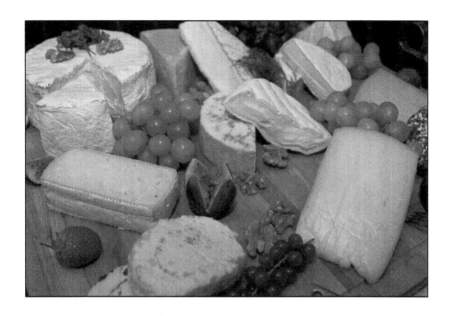

Bei Studien von Karl Reichelt, Norwegen, wurde **Kasomorphin** in großen Mengen im Urin von Probanden gefunden und dieser Stoff kann **psychologische** und **psychische** Störungen verursachen, wie Kopfschmerzen, Gliederschmerzen, Nervosität, innere Unruhe, Angst, Panik, Unglücksgefühle, Gedächtnis- und Konzentrationsstörungen, Depression, Aggressivität, Antriebslosigkeit, Durchfall, Verstopfung, Bulimie, Blähungen usw.

1.6. Wie Milch und Milchprodukte dick machen und chronische Krankheiten wie Krebs verursachen

> **WICHTIG:**
> Den gelegentlichen Konsum von Milch und Milchprodukten (Käse, Milch, Joghurt, Sahne, Schmand, Quark, Kuchen, Schokolade, Latte usw.) in kleinen Portionen kann der Körper gut abfangen und erfolgreich verwerten. Gefährlich wird es, wenn sie die Basis deiner Ernährung werden und du sie jeden Tag und sogar mehrmals am Tag isst.

Droge: Milch

Von Natur aus ist der Mensch kein geborener Kuhmilchtrinker, deswegen reagiert noch heute ein Großteil der Menschen mit **Unverträglichkeit** auf den Verzehr von Milch, denn sie enthält Stoffe (Milchzucker genannt **Lactose**), die ursprünglich nur von Säuglingen verdaut werden konnten, die noch Muttermilch bekamen.

Milch und Milchprodukte können der **Auslöser** von vielen **Krankheiten** sein wie z.B. Krebs, Osteoporose, Parkinson, Alzheimer, Akne, Neurodermitis, Multiple Sklerose, Diabetes, Depression, Migräne, Kopfschmerzen, Knochen-und Gelenkproblemen, Zahnproblemen, chronischen Erkältungen, Übergewicht und diversen anderen Krankheiten. Das erkläre ich dir in diesem Kapitel.

Milch macht dick und milchig und ist der Celluliteförderer Nr.1 unter allen Lebensmitteln

Die Nährwerte von Milch verführen dazu, Milch und Milcherzeugnisse auf den ersten Blick für sehr gesund zu halten. Milch

Droge: Milch

enthält Kalzium, ist eiweißreich usw. Aber in der Realität tut Milch uns nicht gut. Nicht nur, weil Milch eine Kalorienbombe ist. Bestimmte Milchprodukte haben doppelt so viele Kalorien wie Cola!

Milch in kleinen Mengen ist, wie bei fast allen Lebensmitteln, nicht der Grund, warum man an Gewicht zulegt. Aber auf Dauer und in größeren Mengen trägt die Milch dazu bei, dass man zunimmt. Milch ist relativ energie-, das heißt **kalorienreich**. 100ml Milch mit 1,5% Fettgehalt enthalten ca. 47kcal. 100 ml Vollmilch haben aber schon 70kcal. Milchprodukte wie Sahne, Käse, Quark haben sogar noch viel mehr Kalorien. Die Menge summiert sich weiter, wenn wir im Laufe des Tages noch mehr Gerichte zu uns nehmen, die milchhaltig sind.

Das ist aber noch nicht alles. In jeder Portion Milch, die wir trinken, steckt auch tierisches **Fett**. So kann ein hoher Milchkonsum über einen längeren Zeitraum krank und fett machen.

Droge: Milch

> **Bis zur Hälfte der täglich benötigten Kalorien nehmen die Deutschen inzwischen laut mehreren Studien über Milch und Milchprodukte auf, die meist gesüßt und mit chemischen Zusatzstoffen angereichert sind.**

Darunter fallen Käse, Milch, Quark, Milchkaffee, Pudding, Kuchen, Kakaogetränke, Milchshakes, Fruchtjoghurts, Kartoffelbrei und die meisten Teigprodukte, wie Pizza, Lasagne, manche Süßigkeiten usw.

Eiskaffee ist eine der schlimmsten Kalorienbomben

Ein Glas **Eiskaffee mit Sahne** liefert etwa 182kcal. Ein Glas Eiskaffee mit einer Kugel Vanilleeis und Sahne liefert etwa 313kcal. Fettgehalt: 13g. 250g Eiskaffee enthalten 575 Kalorien und 2410 Kilojoule und ca. 55g Fett.

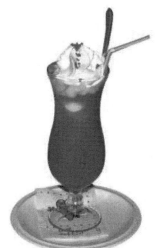

Milchprodukte sind die Lebensmittel mit den höchsten Kalorienwerten und die Lebensmittel, die zusammen mit Weißmehl und Zucker am schnellsten **Übergewicht** erzeugen und einen schlappen Bauch und schlappe Muskeln verursachen, wenn sie verzehrt werden – egal, ob *bio* oder nicht.

Milch und Krankheiten

Milch allein kann nicht für gesunde Knochen verantwortlich sein. Das zeigt eine Studie, die im April 2009 im Fachjournal *Osteoporosis International* veröffentlicht wurde. Die Knochen-

Droge: Milch

dichte der vegan lebenden Studienteilnehmerinnen war absolut identisch mit der Knochendichte der „normal" essenden Frauen.

In einer anderen Studie aus Schweden vom Oktober 2014 schreiben schwedische Forscher um Prof. Karl Michaëlsson, dass Milch höchstwahrscheinlich gar keinen Nutzen für die Knochen hat. Im Gegenteil, Milchverzehr hat in dieser Studie das Risiko für osteoporotische Frakturen noch erhöht, wie in www.zentrum-der-gesundheit.de/ berichtet wird.

Eine kleine wissenschaftliche Beobachtung verdeutlicht das Problem: Osteoporose ist in Ländern mit starker Milchproduktion und hohem Milchkonsum viel höher als in Ländern, in denen die Menschen wenig Milch zu sich nehmen. Zufall?

> **In Afrika war früher Tiermilch für Menschen über zwei Jahren strikt verboten, sagte mir mein Vater, denn man wusste schon damals, dass Milch krank macht.**

Droge: Milch

Mein Naturlehrer in Kamerun machte mit uns einen Versuch. In ein Milchglas ließ er ein paar Tropfen Essig fallen. Er mischte alles mit einem Löffel und ließ es stehen. Einige Stunden später sah die Milch eklig aus. Es bildeten sich klumpenartige Dinge in der Milch. Er meinte, dass die Milch in unserem Magen genauso reagieren würde, wenn sie in Kontakt mit der Magensäure kommt und dadurch würde alles verklebt und die Transportwege der Nährstoffe blockiert. So entstehen dann viele chronische Krankheiten.

Diese Erkenntnisse meines Lehrers werden immer öfter von wissenschaftlichen Studien bestätigt.

> *„Wenn Ihr Leben so verbittert wäre wie meins und Sie Tag für Tag dieses Massaker an unschuldigen Kindern durch eine völlig ungeeignete Ernährung mit ansehen müssten, dann glaube ich, würden Sie genau wie ich empfinden: Diese fehlgeleitete Propaganda über Säuglingsnahrung sollte als Mord an den Kindern betrachtet werden. Jeder, der aus Unwissenheit oder auch leichtfertig dafür sorgt, dass ein Baby mit ungeeigneter Nahrung gefüttert wird, kann an dem Tod des Babys für schuldig befunden werden."*

Droge: Milch

Dr. Cicely Williams, *Milk and Murder*, 1939. Sie war eine prominente Kinderärztin und hielt diese Rede 1939 in Singapur. (Übersetzung: http://www.zentrum-der-gesundheit.de/babynahrung.html

Die Annahme, dass Milch sehr reich an Kalzium und deswegen gesund ist, ist trügerisch, denn die Kuhmilchproduktion ist heutzutage extrem ungesund. Das Futter, das die Kühe bekommen, damit sie überhaupt in der Lage sind, so viel Milch zu produzieren, macht Milch zum Gesundheitsrisiko.

Der häufige Verzehr von Milchprodukten verursacht viele Probleme in unserem Körper und in unserer Psyche. Milch trägt dazu bei, dass unser Körper übersäuert und somit viele Bakterien die Möglichkeit haben, zu entstehen, sich zu vermehren und sich richtig wohl zu fühlen.

Studien haben zum Beispiel gezeigt, dass **Asiaten** (Chinesen und Japaner) die sogenannten **Zivilisationskrankheiten** kaum kannten, bis sie begannen, im großen Stil **Milch** zu trinken, Milchprodukte zu essen oder beim Kochen zu verwenden.

In Kamerun wurde früher gar keine Viehzucht für Milch betrieben, da man schon seit tausenden von Jahren wusste, dass Tiermilch nicht für den Mensch bestimmt ist, erst recht nicht, wenn er schon erwachsen ist. Aber auch in Kamerun konnte man schnell beobachten, dass Menschen, die die westliche Ernährungsart mit viel Milch und Milchprodukten, sowie Fertiggerichten übernahmen, auch häufiger an diesen Zivilisationskrankheiten litten. Fast alle fertigen Nahrungsmittel aus dem Supermarkt sind mit Milch zubereitet.

Milch erhöht das Krebsrisiko

Im Buch von Dantse Dantse „Verkrebste Generation" ist ausführlich über den Zusammenhang zwischen Milch und Krebs geschrieben. Hier ein Auszug:

„...Wie auch bei Pillen, Chemotherapie, Bestrahlungen und manchen Medikamenten, sind bei den Milchprodukten die Meinungen auch unter Wissenschaftlern sehr unterschiedlich und umstritten. Die einen meinen, wegen des hohen Kalziumgehalts und des nahezu idealen Verhältnisses der Proteine, Fette und Kohlenhydrate zueinander, sind Milch und Milchderivate exzellente Nahrungsmittel. Viele Studien aber **warnen vor Milch** und Milchprodukten, die auch Krebs auslösen können. Milch enthält hohe Mengen an Östrogen und Progesteron, die das **Brust-, Ovarial- und Gebärmutterkrebsrisiko** signifikant erhöhen können.

Droge: Milch

Das Futter der Milchkühe hat sehr wenig mit Grün zu tun, umso mehr mit Kraftfutter, das immer noch fleißig mit Chemie und **Giften** (Pestizide, Herbizide, Fungizide, Medikamente usw.) versetzt wird, so sagen Kritiker. Ihre Kritik wird durch die zunehmende Verbreitung von Lactoseintoleranz in der Bevölkerung befeuert. Kuhmilch ist für Kälber gesund und das auch nur in der Zeit, in der sie noch kein Gras fressen können. Die Natur hat nicht vorgesehen, dass Menschen im Erwachsenenalter noch Milch trinken, betonen sie.

Einige Studien wiesen ein erhöhtes Krebsrisiko durch Milch nach, andere kamen nicht zu diesem Schluss. Wie immer werfen sich Gegner und Befürworter gegenseitig vor, Verschwörungstheoretiker zu sein, Panikmacher bzw. Geldhaie, Wissenschaftler im Sold der Wirtschaft und des Kapitals.

Es ist klar, dass Milch und Produkte, die aus Milch stammen, die Grundnahrungsmittel in den westlichen Ländern sind. Die meisten Gerichte, Gebäcke, Kuchen, Schokolade, Süßigkeiten enthalten mehr oder weniger etwas, das aus Milch hergestellt ist. Deswegen ist Milch für die Wirtschaft und Lebensmittelindustrie essenziell und wir Verbraucher können am Ende nicht genau wissen, was nun stimmt und was nicht stimmt. Auch Berichte in den Medien können deswegen tendenziös sein.

Was sagt nun eine seriöse wissenschaftliche Studie der Harvard University dazu?

Ich möchte hier im Sinne dieses Buches Fakten und Informationen aus meinen Recherchen vorlegen, die Verbraucher dazu bringen sollen, ihren Blick auf die Milch zu erweitern und **Risiken** besser abzuschätzen.

Auch wenn angenommen wird, dass Milch gesund wäre, ist die Frage doch, ob die industriell verarbeitete Kuhmilch auch noch wertvoll ist. Damit die Milch haltbar ist, wird sie erhitzt, filtriert und **verarbeitet** (pasteurisiert, homogenisiert usw.). Die Inhaltsstoffe der Milch werden somit verändert und verlieren ihre Wirksamkeit. Die neue Milch hat nichts mehr mit der Naturmilch zu tun. Zum Beispiel wird das gute Fett durch diesen industriellen Vorgang so fein filtriert, dass es dem menschlichen Körper nicht mehr so guttut wie das ursprüngliche Fett.

Droge: Milch

> **Eine Studie der Harvard Universität sieht einen Zusammenhang zwischen Krebs und pasteurisierter (Industrie-) Milch.**

Eine Forschergruppe, geleitet vom Doktor Ganmaa Davaasambuu, sieht nach einer Studie einen Zusammenhang zwischen pasteurisierter Milch und **Krebserkrankungen** (Brustkrebs, Prostatakrebs, Eierstockkrebs). Untersucht wurde industriell verarbeitete Milch in den USA. Als Vergleichswert diente naturbelassene Milch aus der Mongolei. Insbesondere **hormonabhängige Krebsformen** wie Brust- oder Prostatakrebs sollen durch Industriemilch begünstigt werden (vielleicht hatte meine Mutter doch Recht als sie sagte, dass Milch im Genitalienbereich der Männern Probleme machen kann ...). In dieser Untersuchung wurde festgestellt, dass Industriemilch **33-mal mehr Östrogen** enthält als die natürliche Milch aus der Mongolei. Doktor Davaasambuu sagte gegenüber der *Harvard Gazette*: „Die Milch, die wir heute trinken, hat möglicherweise nichts mehr mit dem perfekten Nahrungsmittel der Natur zu tun."

Die Studie vermutet die Ursachen in der Art des **Futters** und der **Tierhaltung** in modernen Landwirtschaftsbetrieben. Das Futter der Tiere ist mit Hormonen und Medikamenten vermischt und diese gelangen in die Milch. Nach der Studie von Harvard gäbe es eine mögliche Verbindung zwischen den weiblichen Sexualhormonen in der Milch schwangerer Kühe und der Entwicklung von Brust-Ovarial- und Gebärmutterkrebs.

Auch schon frühere Krebsstudien verwiesen auf Milchkonsum

Eine internationale Vergleichsstudie bestätigte Dr. Davaasambuus Hypothese, dass der Verzehr von Milchprodukten die Wahrscheinlichkeit der Krebserkrankungen erhöht. Es wurde der Zusammenhang zwischen Ernährungsgewohnheiten und Krebsraten in 42 Ländern untersucht. Man stellte fest, dass es eine Beziehung zwischen **Milch- bzw. Käsekonsum und Hodenkrebs** gibt. Am höchsten waren die Krebsraten in Ländern wie der Schweiz, wo viel Käse konsumiert wird. In Ländern, in denen wenig bzw. selten Milchprodukte konsumiert werden, waren weniger Erkrankungen zu melden.

Droge: Milch

Ein deutlicher Zusammenhang zwischen Milch und Krebs zeichnet sich auch in **Japan** ab. Die Zahl der Erkrankungen an **Prostatakrebs und Brustkrebs** sei mit dem **gesteigerten Milchkonsum** im Laufe der letzten 50 Jahre stark angestiegen. Brustkrebs-Studien warnten wiederum konkret vor Milch und Käse. Eine weitere Studie bestätigte, dass Ratten, die mit Milch gefüttert wurden, eher Tumore entwickelten als Ratten, die stattdessen Wasser tranken.

Auf der Seite der Harvard School of Public Health (http://www.hsph.harvard.edu/nutritionsource/what-should-you-eat/calcium-and-milk/) steht:

> „... *Calcium is important. But milk isn't the only, or even best, source ... While calcium and dairy can lower the risk of osteoporosis and colon cancer, high intake can increase the risk of prostate cancer and possibly ovarian cancer.*"

Ein Bericht über Milch auf der Webseite des bayerischen Fernsehens bestätigt ebenfalls die Vermutung der Verbindung zwischen Krebserkrankungen und Milchprodukten, auch wenn der Bericht sehr vorsichtig ist:

Droge: Milch

"Wann ist sie gesund? Wann macht sie krank?... Momentan ist die Studienlage so, dass ein erhöhter Milchkonsum das Risiko von Dickdarmkrebs senken kann. Eventuell erhöht aber ein Milchkonsum das Risiko für Prostatakrebs. Allerdings nur, wenn gleichzeitig sehr viel Kalzium zugeführt wird und wenig Vitamin D ... Man sollte also auf keinen Fall mehr als 1.500 mg Kalzium pro Tag essen und darauf achten, dass genügend Vitamin D zugeführt wird. Bei Brustkrebs ist die Studienlage nicht eindeutig ..."

Nitrit-Verbindungen

Es ist bekannt, dass in vielen Käsesorten und weiteren Milchprodukten Nitrit vorhanden ist, das im Magen **Nitrosamine** bilden kann. Auch viele Arzneimittel bilden zusammen mit anderen Nahrungsmitteln aus Nitrit Nitrosaminverbindungen, die äußerst wirksame **Krebserzeuger** sind.

Aflatoxine B1 – sehr gefährlicher krebsauslösender Stoff in Milch

Aflatoxine sind natürlich vorkommende **Pilzgifte**, die erstmals beim Schimmelpilz nachgewiesen wurden.

Es gibt über 20 natürlich vorkommende Aflatoxine, von denen Aflatoxin B1 als das für den Menschen Gefährlichste gilt. Neben Aflatoxin B1 haben vor allem die Toxine B2, G1 und G2, sowie die in Milch vorkommenden Derivate M1 und M2 eine größere Bedeutung.

Droge: Milch

„Aflatoxine haben bei Konzentrationen um 10 µg/kg Körpergewicht akut hepatotoxische Wirkung (Leberdystrophie), wirken jedoch schon bei geringeren Konzentrationen und vor allem bei wiederholter Aufnahme karzinogen auf Säugetiere, Vögel und Fische. Die letale Dosis von Aflatoxin B1 beträgt bei Erwachsenen 1 bis 10 mg/kg Körpergewicht bei oraler Aufnahme. Im Tierversuch mit Ratten (letale Dosis 7,2 mg/kg Körpergewicht) wurde die Karzinogenität einer Tagesdosis von 10 µg/kg Körpergewicht eindeutig nachgewiesen. Aflatoxin B1 ist damit eine der stärksten krebserzeugenden Verbindungen überhaupt." (Wikipedia)

Wegen der gefährlichen Wirkungen der Aflatoxine wurden in vielen Ländern der Erde und auch innerhalb der Europäischen Union Grenzwerte festgelegt. Aflatoxine sind hitzestabil und werden beim Kochen oder Backen nur zu einem geringen Teil zerstört. Sie können mit der Nahrung oder mit belasteter Luft aufgenommen werden. Werden aflatoxinhaltige Agrarprodukte als Futtermittel verfüttert, können die Aflatoxine in Lebensmittel wie Milch übergehen.

Droge: Milch

Dioxine und die dioxinähnlichen polychlorierten Biphenyle (PCB)

Diese **chlorhaltigen** Substanzen sind in Milch und Milchderivaten enthalten und sehr giftig, manche sogar **krebserregend**. Da Dioxine und PCB Fett lieben, steigt das Risiko für den Menschen mit dem Fettgehalt der Nahrungsmittel an, diese Stoffe zu sich zu nehmen. Dioxine und PCB sind sehr langlebige Substanzen. Sie bauen sich kaum ab, wenn sie einmal im Fettgewebe eingelagert sind. Je älter man wird und bei kontinuierlicher Aufnahme der Gifte, desto höher steigt ihr Gehalt im Körper an und das bedeutet eine höhere Wahrscheinlichkeit von Krebserkrankungen.

Milch, Osteoporose und andere Beschwerden

Bei meinen Recherchen habe ich alte Studien gefunden, die zeigen, dass Milch zu **Osteoporose** führen kann. Dr. Ganmaa Davaasambuu dazu: „Hinsichtlich der Östrogenbelastung für den Menschen macht uns Kuhmilch am meisten Sorgen, da sie eine beträchtliche Menge an weiblichen Geschlechtshormonen enthält."

Ich weiß aus meinen eigenen Erfahrungen und aus meinem Coaching, was ein reduzierter Konsum von Milch und Milchprodukte bewirken kann und ich weiß auch, dass meine Kunden und viele Menschen in meiner Umgebung, die weitgehend auf Milchprodukte verzichten, berichten, dass sie sich besser fühlen (Verbesserung des Körpergeruches und der Haut, Verschwinden von Migräne, Gewichtsabnahme, besonders an Hüfte und Bauch, Verschwinden von schmerzhafter Regel, Stärkung der sexuellen Lust und der Virilität uvm.).

Droge: Milch

> **Die weltweit anhaltend steigende Häufigkeit hormongesteuerter Krebsarten muss uns zwangsweise dazu bringen, über die mögliche Rolle endogener Östrogene in der Ernährung intensiv zu diskutieren - und Kuhmilch enthält eine beträchtliche Menge Östrogene.**

Das bedeutet, dass Indizien vorhanden sind, die uns Menschen dazu bringen sollten, unsere Haltung zur Milch zu überdenken. Und zwar dringend! Vielleicht hat die **urafrikanische Weisheit** doch Recht? Aber ich weiß, dass es eine harte Auseinandersetzung bleiben wird, was Milch kann und wie Milch schaden kann. Das Beste ist, für einige Zeit darauf zu verzichten, um die Veränderungen am eigenen Leib und der eigenen Seele zu erfahren."

Es gibt auch einen möglichen Zusammenhang zwischen Milch und **Parkinson** und **Diabetes**.

Zu viel Kalzium kann außerdem das **Herzinfarktrisiko** um mindestens 30% erhöhen, wie neuseeländische, amerikanische und schottische Forscher 2012 bewiesen.

> **Milch und Milchprodukte verstärken oder verursachen Fieber, Erkältungen, Mittelohrentzündungen, Asthma und fördern Akne oder Durchfall bei vielen Menschen.**

Stoffwechselkrankheiten durch Milch

Da die Kuh das ganze Jahr Milch produzieren muss und nicht nur dann, wenn sie ein Kalb bekommt, wird die Kuh ständig künstlich besamt, nur zwei Monate nachdem sie ihr letztes Baby bekommen hat. Das bedeutet, obwohl sie noch für ihren Nachwuchs Milch produziert, um ihn zu ernähren, ist sie schon wieder schwanger. Neun Monate später kommt das nächste Kalb und so weiter. Je mehr Kälbchen sie bekommt, desto mehr Milch produziert die Kuh. So gibt die Kuh, aufs Jahr gerechnet, das Vielfache (bis Zwanzigfache) ihres Körpergewichts an Milch ab, was für den Stoffwechsel viele Probleme bereitet. Da kann es zu **Stoffwechselkrankheiten** oder Infektionen des Euters kommen, die wiederum die Gesundheit des Milchtrinkers gefährden können und auch seinen Stoffwechsel stören.

1.7. Mein Experiment mit Milch

Sehr früh, schon als Kind, wurde uns gesagt, dass Kuhmilch nicht gut für die Menschen ist und deswegen in Maßen getrunken werden sollte. Schon sehr früh bevorzugten es meine Eltern, uns zum Frühstück warmes Essen zu geben, meistens die Reste vom Vortag oder frisch am Morgen Gekochtes. So habe ich meine Kindheit vor über 40 Jahren verbracht und nur gelegentlich Milch und Milchprodukte gegessen.

Aber nach meiner Kindheit kamen doch immer mehr Milchprodukte in meine Ernährung, besonders als ich nach Deutschland kam, um zu studieren. Alles hier war mit Milch, Milchprodukten und Weizen zubereitet, was für mich sehr schwer war und ich bekam auch große **Verdauungsschwierigkeiten**. Mein Darm war ständig lahmgelegt und **Durchfall** war mein Freund gewor-

Droge: Milch

den. Ich war mehrmals bei verschiedenen Ärzten und kein Arzt sah eine Verbindung zwischen meinen Leiden und der Milch. Ich wusste erst später, dass ich an **Laktoseintoleranz** litt. Es dauerte Monate, bis sich mein Körper ein bisschen daran gewöhnt hatte.

Damals, das war vor ungefähr 26 Jahren, wurde ich in den Diskussionen mit anderen Deutschen wie ein UFO-Alien angesehen. „Der Afrikaner, der keine Ahnung hat", sagte mir eine Studentin. Sie könne nicht glauben, was ich ihnen sagte, nämlich, dass zu viel Milch trinken oder zu viele Milchprodukte essen eine Gefahr für den Körper sei und **Übergewicht**, einen fetten und vor allem **schlappen Bauch** und **hängende Haut** sowie **Cellulite** fördere.

Aber mit der Zeit beugte ich mich der Meinungsmehrheit und fing an, die afrikanische Lehre zu missachten und die westlichen Wahrheiten zu übernehmen. Ich aß nun viele Milchprodukte und ertrug die Nebenwirkungen. Mit der Erhöhung des Konsums der Milchprodukte entstanden bei mir bis dahin unbekannten Beschwerden, zumindest in dieser Masse und Regelmäßigkeit unbekannt: Erkältungen, oft Mundgeruch, Schmerzen in den Beinen, meine Knochen taten mir sehr weh, Fett setzte sich am un-

Droge: Milch

terem Bereich des Bauches an und geht bis heute nicht ganz weg, Zahnschmerzen, Gewichtszunahme und Kopfschmerzen, die ich früher in Afrika nie hatte.

> **Vor einigen Jahren machte ich dieses Experiment: Ich verzichtete auf Milch und nahm keine Milchprodukte mehr zu mir. Alle meine Beschwerden verschwanden und besonders meine Knochen taten mir nicht mehr weh.**

Es wäre doch das Gegenteil zu erwarten, denn man sagt uns, wegen des enthaltenen Kalziums wäre Milch gut für die Knochen.

Als ich wieder anfing Milch und Milchprodukte in großen Mengen zu konsumieren und Sahne in Saucen zu tun, fingen meine Knochen wieder an zu schmerzen, Durchfall und Magen-Darmbeschwerden, Erkältungen und Mundgeruch waren wieder intensiv. Diesmal **übertrieb** ich es zwei Monate lang mit dem **Milchkonsum**, um herauszufinden, ob und wie dieser mich körperlich und auch psychisch beeinflusst. Ich bekam **Zahnschmer-**

Droge: Milch

zen, nahm erstmals richtig zu, die **Kopfschmerzen** und der **Druck** im Kopf setzten sich in mir fest, ich wurde sehr antriebslos und nach nur 500 Metern Joggen war ich **kraftlos**, konnte kaum noch atmen und hatte den Eindruck, mein Herz würde explodieren.

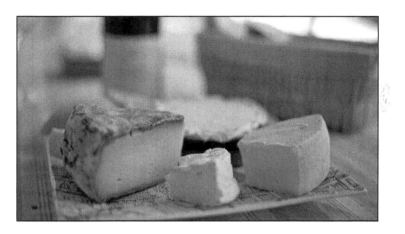

Ein starkes **Abhängigkeitsgefühl**, so wie beim Konsum von Zucker und Weizen, stellte ich bei mir nicht fest. Aber ich bemerkte dennoch, wie ich vermehrt nach Käse suchte und auf einmal verschiedene Käsesorten kaufte. Ich bemerkte auch, dass ich öfter **Lust auf Käse** hatte und einfach so den Kühlschrank öffnete und ein Stück davon abschnitt und aß. Normalerweise esse ich ihn immer mit Brot und nur zum Frühstück.

Droge: Milch

Als ich nach achten Wochen diesen intensiven Konsum **stoppte**, **verschwanden** alle diese Symptome und **Beschwerden**, zum Teil ganz. Ich konnte sofort damit aufhören – ohne Entzugserscheinungen, ohne das Gefühl zu haben, ich müsste unbedingt weiteressen. Angesichts der Erfahrungen anderer Menschen denke ich, dass die Wirkung von Milchprodukten und deren Entzugserscheinungen von Mensch zu Mensch unterschiedlich sind. Ich esse gelegentlich Käse und Joghurt, ich trinke auch mal ein Glas Milch oder benutze mal Sahne. Allgemein stört mich diese kleine Menge gar nicht. Nur bei Lasagne habe ich oft danach Durchfall.

2. DROGE: WEIZEN

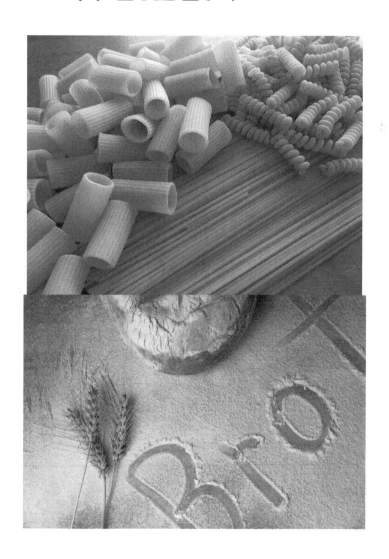

Droge: Weizen

Viele denken Folgendes:

„Da Menschen seit Tausenden von Jahren Weizen essen, muss er in Ordnung sein und kann nicht gefährlich sein und kann den Menschen nicht schaden".

So banal gesehen haben sie auch Recht. Aber sie vergessen, bzw. wollen nicht sehen, dass es vor Tausenden von Jahren noch keine **Genmanipulation** gab, keine **Chemie** auf den Feldern eingesetzt wurde, keine **Maschinen** im Einsatz waren und keine **Massenernährung** betrieben wurde. Lebensmittel waren noch Ernährungsmittel und keine Nahrungsmittel, das heißt noch nicht technisch und chemisch verändert. Hochleistungsweizen gegen Traditionsweizen.

Noch vor 50 Jahren war Weizen etwas ganz anderes, als das, was wir heute essen.

2.1. Weizen vor 50 Jahren

Früher dienten Lebensmittel zuerst dazu, Menschen zu **ernähren**. Heute dienen sie dazu, Menschen zu **füttern** und **satt** zu bekommen. Niemand soll hungern, das ist die neue Philosophie, die die ganze Landwirtschaft verändert hat.

Weizen, wie wir ihn heute kennen, entstand durch Züchtung vor etwa 2.000 Jahren. Was den heutigen Weizen von den Wildgräsern unterscheidet, aus denen er gezüchtet wurde, ist der hohe Gehalt an **Gluten**, dem Klebereiweiß. Dieses ist der Getreidebestandteil, der Weißbrot die weiche und doch reißfeste Konsistenz verleiht. Weizen ist so reich an **Eiweiß** wie kein anderes Getreide – manche Weizensorten bestehen zu 55 Prozent aus Gluten. Zum Vergleich: Der Vorläufer des modernen Weizens besaß nur einen Anteil von etwa fünf Prozent Klebereiweiß.

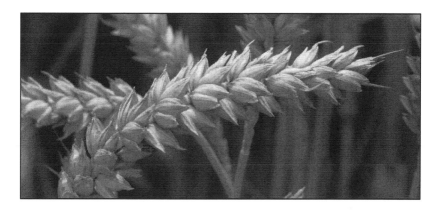

Droge: Weizen

2.2. Weizen heute und Weißmehl

Die wichtigsten und schnellsten Veränderungen in der Landwirtschaft der letzten hundert Jahre:

▶ Einsatz von **Maschinen**

▶ Einsatz von **Insektiziden**. Die chemische Industrie entwickelte im 20. Jahrhundert hochwirksame Pflanzenschutzmittel, die zwar tierische Schädlinge, Pilze oder Unkraut bekämpfen, aber leider auch die Umwelt vergiften und viele unschädliche Tiere, die gar nicht getroffen werden sollen sowie die Lebensmittel selbst vergiften.

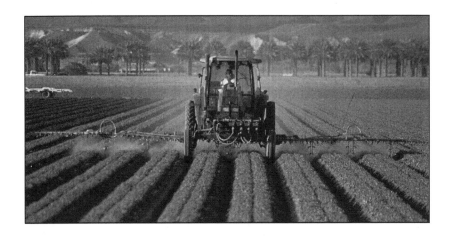

Droge: Weizen

▶ Die Züchtung von **Hochleistungssorten**. Das führte automatisch dazu, dass sich auch die Qualität der Lebensmittel änderte, so auch bei den Getreidesorten, z.B. bei Weizen. Allein aus diesem Grund kann man heute nicht argumentieren, dass Weizen seit Tausenden von Jahren konsumiert würde, damals niemandem wehgetan habe und deswegen auch heute niemandem schaden könne. Das wäre pure Lüge und Entstellung der Wahrheit. Denn fast alles hat sich **verändert**, sei es in der **Züchtung**, beim **Pflügen**, bei der **Aussaat** des Korns oder der **Verarbeitung** und **Nutzung** des Weizens.

Nicht das Getreide selbst ist das Problem, sondern die kleinen Veränderungen in der Struktur der **Weizenproteine**. Sie sind nach Meinung vieler Experten verantwortlich für die zerstörerische **Immunreaktion** des Menschen, wie wir weiter erfahren werden.

Industrielle hergestelltes Getreide enthält heute sehr wenige Nährstoffe und außerdem **Phytinsäure**, die verhindert, dass Mineralien vom Körper aufgenommen werden können. Die in Getreiden enthaltenen Proteine sind kaum brauchbar, schädigen den Körper und lösen Autoimmun-Reaktionen aus.

Droge: Weizen

Das am meisten verbreitete Getreide ist **Weizen**. Der Weizen der modernen Zeit hat nichts, aber auch gar nichts mehr, mit dem gesunden Weizen von früher zu tun. Weizen, aber auch andere Getreidesorten, wird heute gezielt bestimmte Proteine und andere **Abwehrstoffe eingezüchtet**, um ihn **resistenter** gegen Insektenbefall und verschiedene Krankheiten zu machen und seine **Ertragsfähigkeit** zu erhöhen.

> **Die Wechselwirkung dieser Manipulation mit dem Gluten ist noch gänzlich unbekannt bzw. nicht offengelegt.**

Durch diese **Züchtung** und **Genmanipulation** sind Weizensorten und viele Getreidesorten zu Hochleistungspflanzen mit wenigen Nährstoffen geworden. Einkorn wurde durch Hartweizen (für Pasta) und sehr feinen Weizen für Kuchenmehl ersetzt. Bei der Züchtung dieser neuen Sorten wurde auch der **Glutengehalt** und die **Glutenstruktur** verändert. Wie so oft in der Wissenschaft, feierte man sich hierfür und freute sich über die wissenschaftli-

Droge: Weizen

che Leistung, ohne sich Gedanken darüber zu machen, was diese Veränderungen für den Menschen und seine Gesundheit bedeutet. Deswegen gibt es die **Unverträglichkeiten**, die mit dem heutigen Weizen zu tun haben.

Weizen ist heute Ursache von vielen **chronischen Krankheiten** und von **Gewichtszunahme**. Der heutige Weizen ist eine Kreuzung verschiedener Arten und enthält fast 55% Gluten (Klebereiweiß), damit die industriellen Backprozesse perfektioniert werden können. Noch vor 50 Jahren hatte Weizen nur 5% Gluten. Durch Gluten entsteht die Elastizität des Teigs; ohne Gluten ist es praktisch unmöglich, die uns bekannten Backwaren herzustellen.

> **Diese neuen Sorten mit verändertem Glutengehalt und veränderter Glutenstruktur sind für den Menschen unverträglich. Deswegen macht Weizen uns krank und dick.**

2.2.1. Weißmehl, Gefahr in der Ernährungskette: Macht hier wirklich die Dosis das Gift und wenn ja, wie?

Weißmehl wurde schon im alten Ägypten benutzt und es war nur für reiche Menschen bestimmt. Vollkornmehl war demnach für das arme Massenvolk. Freuen wir uns nicht zu schnell darüber, dass die alten Ägypter schon Weißmehl gegessen haben und es deswegen unproblematisch sei. Falsch gedacht, denn das, was damals gegessen wurde, hat nichts, aber auch gar nichts mehr mit dem zu tun, was wir heute essen, besonders in den westlichen Ländern.

Heutiges Weißmehl, helles Mehl, besteht aus ausgemahlenem Weizen, bei dem die wertvollen **Nährstoffe** leider verloren gegangen sind.

Für die Herstellung von Weißmehl wird fast ausschließlich die **Stärke** des Mehlkörpers verwendet, das bedeutet, das Innere des Getreidekorns wird verwendet. Da die wertvollen und gesunden Ballaststoffe, Vitamine und Mineralstoffe und die gesunden Fettsäuren hauptsächlich in den Randschichten des Getreidekorns und dem Keimling stecken, enthält Weißmehl kaum (bzw.

Droge: Weizen

nur sehr wenige) Nährstoffe und enthält nur und vor allem Kalorien. Somit ist es lediglich ein Futtermittel zum satt werden.

Weißmehl findet man fast **überall**: In Brotprodukten, in fast allen Kuchen, in Brötchen, Nudeln, Pizza, Keksen, Chips, in fast allen Fertiggerichten (auch Suppen).

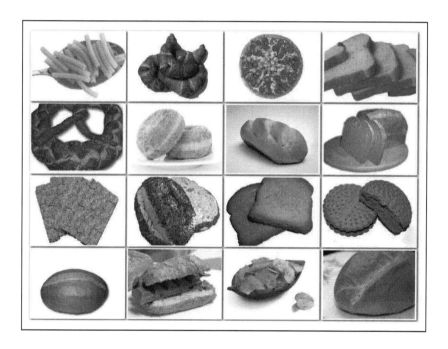

Heutzutage sind Weißmehlprodukte für die Nahrungsindustrie und die Bäcker ein **Superprodukt**, das günstig ist und als Zutat bei vielen Fertigprodukten hilft:

Droge: Weizen

- Teig aus Weizenmehl ist besser **formbar** als Brot aus Schrot oder Vollkorn.
- Die Backzeit und Aufgehzeit ist deutlich kürzer.
- **Es hält länger**, denn es enthält keine Rückstände des ölhaltigen Keimlings (Weizenmehl wird sogar bei der Herstellung von Flugzeuglack verwendet, da es ganz wunderbar extreme Temperaturen aushält).
- Es macht hungrig und führt dazu, dass wir mehr essen - was bedeutet, dass wir mehr Geld ausgeben.

Es gibt deswegen keinen Grund, etwas zu verbessern, wenn man damit so viel Geld sparen und verdienen kann, auch wenn das auf Kosten der Gesundheit geht.

2.2.2. Wie Weißmehl den Körper gefährdet und warum regelmäßiger und übermäßiger Verzehr chronische Krankheiten verursacht

> **WICHTIG: Den gelegentlichen Konsum von Weizenprodukten (Brot, Brötchen, Pasta, Kuchen, Gebäck usw.) kann der Körper gut abfangen und erfolgreich verwerten. Gefährlich wird es, wenn Weizen die Basis der Ernährung ist und du ihn jeden Tag und sogar mehrmals am Tag isst.**

In unserem Darm, genauer gesagt im **Dünndarm**, wird das Weißmehl (die Stärke) in reinen **Zucker** umgewandelt und ge-

Droge: Weizen

langt somit sehr schnell in unsere **Blutbahn**. So lassen Weißmehlprodukte unseren Blutzuckerspiegel zunächst stark und sehr schnell in die Höhe steigen. Da diese Zuckerbestandteile aus Weißmehl jedoch schnell wieder verbraucht sind, fällt der Blutzuckerspiegel wieder schnell und stark ab. Die Folge davon ist: Wir haben schnell wieder **Hunger** und deswegen essen wir auch viel mehr, als uns guttut.

Es ist kein Zufall, wenn du nicht nur bei *einem* vollen Teller Nudeln bleibst und wenn du kurze Zeit später wieder etwas zum Essen suchst, obwohl du vielleicht schon voll und gesättigt bist. Das bedeutet, das Weißmehl stört den **Informationsverlauf** in deinem Körper und lässt dein Gehirn **falsche Signale** aussenden. Das Weißmehl manipuliert somit unser Gehirn.

Da Weißmehl schnell vom Körper aufgenommen und verwertet wird, wird vermehrt Insulin ausgeschüttet, was dazu führt, dass die zu Zucker umgewandelte Stärke in Fett umgewandelt wird und sich im Leberbreich einlagert. Das birgt die Gefahr, an einer Fettleber zu erkranken. Die große Menge an Insulin im Körper hemmt auch wiederum den Fettabbau.

Bekannte **Folgen** des übermäßigen Verzehrs von Mehlprodukten sind **Übergewicht** und die entsprechenden **Folgeerkrankungen** wie Krebs, Alzheimer, Diabetes, Bluthochdruck, Herzinfarkt,

Droge: Weizen

Schlaganfall und andere Herz-Kreislauf-Erkrankungen, Rheuma, Gelenkschäden, Migräne, Hautprobleme, Potenzprobleme, depressive Stimmungen und weitere psychische Beschwerden und vieles mehr.

Man kann sich nun vorstellen, was in unserem Körper abläuft, wenn wir neben den Weizenmehl-Produkten auch noch **Zucker** essen! Weizenmehl wird in Zucker umgewandelt und das Produkt ist oft schon mit Zucker „verzuckert". Die doppelte **Verzuckerung** im Körper überfordert jeden Körper, jedes Organ. Es ist viel zu viel und es ist nur selbstverständlich, dass wir chronisch krank werden.

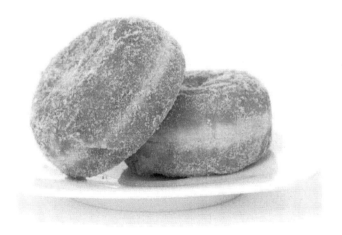

> **Neben Milchprodukten ist Weizen nach der afrikanischen Medizinlehre schädlicher für die Zähne als Zucker und auch mitverantwortlich dafür, dass die Augen, besonders bei jugendlichen Menschen, immer schlechter werden und die Erektion immer schwächer wird.**

Immer mehr wissenschaftliche Studien belegen zudem, dass Weizen unsere Gesundheit massiv angreift, speziell unsere **Denkleistung** und unser **Gedächtnis**, es zerstört schleichend unser Gehirn und macht uns **dümmer**. Folgen können chronische Kopfschmerzen, massive Schlafstörungen, Demenz oder Alzheimer sein. Dr. William Davis, Kardiologe, zeigt in seinem Buch „Wheat Belly" (2011), wie uns genmanipulierter Weizen abhängig macht und sogar unsere Gedanken und unser Verhalten steuern kann. Durch natürliche Abwehrstoffe verhindert Weizen, dass Mineralien im Körper optimal aufgenommen werden. Die

Droge: Weizen

Folge kann eine Veränderung der **Stoffwechselprozesse** sein, was sich auch geistig bemerkbar machen kann.

Die Weiterverarbeitung mit Chemikalien macht den Weizen zu einer noch großen Gefahr für unsere Gesundheit:

- ▶ Weizenwampe
- ▶ Weizensucht
- ▶ Fettleibigkeit
- ▶ Rettungsringe
- ▶ Schizophrenie
- ▶ Bauchschmerzen
- ▶ Verdauungsbeschwerden
- ▶ Darmkrebs
- ▶ Diabetes
- ▶ Bluthochdruck
- ▶ Herzinfarkt
- ▶ Übersäuerung
- ▶ Müdigkeit
- ▶ Osteoporose
- ▶ Allergien

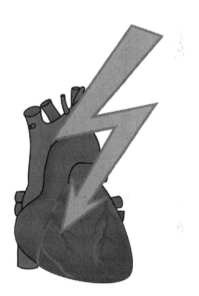

Dies sind nur einige Krankheiten, die durch den Konsum von Weizen entstehen können.

Droge: Weizen

Weizen kann **süchtig** machen, wie Dr. Davis herausgefunden hat. Tatsächlich machen manche Weizenarten gerade wegen des **Serotonins** süchtig.

Wie alle Lebensmittel, die reich an Kohlenhydraten und Stärke sind, lassen Getreideerzeugnisse, wie z.b. Brot oder Nudeln, den **Blutzuckerspiegel** rapide ansteigen, was die Gefäße angreift. Daraufhin produziert die Bauchspeicheldrüse sehr viel Insulin, der Blutzuckerspiegel sinkt schnell wieder ab und man bekommt Lust auf neue Kohlenhydrate. Das bedeutet, dass man mit der Zeit viel mehr **Kalorien** zu sich nimmt, als der Körper braucht und abbauen kann. Das führt zu Fettleibigkeit und Gewichtszunahme und zur vorzeitigen Alterung der Zellen.

Zu viel Getreide und Getreideprodukte, bzw. die Mischung aus Getreide und anderen industriellen Lebensmitteln, machen uns nicht nur **krank**, sondern lassen uns auch schneller **altern**.

Menschen, die wenig Getreide essen, haben ein viel schöneres Hautbild. Sie haben weniger Falten im Gesicht, ihre Haut wird nicht so schnell schlaff und ihre Muskeln nicht schlapp.

Droge: Weizen

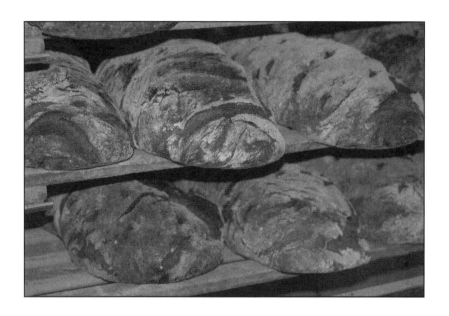

Gliadin in Weizen steuert unser Gehirn und lässt uns noch mehr Hunger auf Weizen haben

„... *Dr. Davis fand schließlich den offenbar Schuldigen an diesem Desaster: Ein Eiweiß namens Gliadin. Es ist Bestandteil des Weizenproteins Gluten, das bei manchen Menschen zu einer Unverträglichkeitsreaktion führt, zur Zöliakie. Abgesehen davon jedoch hat Gliadin noch ganz andere Auswirkungen auf den menschlichen Organismus – und zwar nicht nur bei empfindlichen, sondern bei allen Menschen.*

Droge: Weizen

Gliadin führe – so Dr. Davis – grundsätzlich zur folgenden Reaktion: Wenn Gliadin verdaut wird, werden sogenannte Exorphine ausgeschüttet. Exorphine sind Stoffe, die ähnlich wie Opium, betäubend wirken und gleichzeitig süchtig machen können. Sie können die Blut-Hirn-Schranke passieren und binden sich im Gehirn an sogenannte Opioid-Rezeptoren, was eine Sucht initiiert – eine Sucht nach Weizen.

Der Appetit auf Weizenprodukte wird auf diese Weise stimuliert, woraufhin die Lust nach immer mehr Teig- und Backwaren steigt. Wird dieser Lust nachgegeben, erhöht sich natürlich auch die Kalorienzufuhr und der Betreffende nimmt zu.

Die Weizen-Exorphine sind übrigens derart suchtauslösend, dass ein Pharmaunternehmen bereits ein Medikament entwickelt hat, das die Opioid-Rezeptoren – bei anhaltendem Weizenprodukteverzehr – blockieren kann und als Schlankheitsmittel dienen soll. Erste Tests zeigten dann auch verblüffende Ergebnisse. Die Testpersonen verloren im Laufe von sechs Monaten 10 Kilogramm – und zwar ohne jede Ernährungsumstellung. Wer klug ist, braucht keine Schlankheitspille, sondern lässt einfach den Weizen weg." Quelle: http://www.zentrum-der-gesundheit.de/mehl.html

2.2.3. Mehl Typ 405, 1050, 1700 – was ist das?

Wir lesen auf der Verpackung von Weizen oft Zahlen wie 405, 1050, 1700 usw. Aber was bedeuten sie?

Die Zahl gibt den Restgehalt der **Mineralstoffe** an (bzw. sollte sie angeben).

> **Je größer die Typenzahl ist, umso mehr Mineralstoffe sind enthalten und umgekehrt, je kleiner die Typenzahl ist, umso weniger Nährstoffe sind enthalten.**

Wenn das Weißmehl die Zahl 405 trägt, bedeutet das, es enthält pro 100 Gramm Mehl noch 405 Milligramm Mineralstoffe, ein Mehl mit der Typenbezeichnung 1050 entsprechend 1050 Milligramm Mineralien pro 100 Gramm, Mehl mit 1700 (Vollkornmehl) 1700 Milligramm Mineralstoffe pro 100g usw.

Weizen ist so reich an **Eiweiß** wie kein anderes Getreide – und kann je nach Sorte bis zu 55% aus **Gluten** bestehen.

2.2.4. Gluten, Gefahr für den Körper

Laut Wikipedia ist **Gluten**, **Kleber** oder **Klebereiweiß** ein Sammelbegriff für ein Stoffgemisch aus Proteinen, das im Samen einiger Getreidearten vorkommt. Wenn Wasser zum Getreidemehl hinzugegeben wird, dann bildet das Gluten beim Anteigen aus dem Mehl eine gummiartige und elastische Masse, nämlich den Teig. Der Kleber hat für die **Backeigenschaften** eines Mehls eine zentrale Bedeutung.

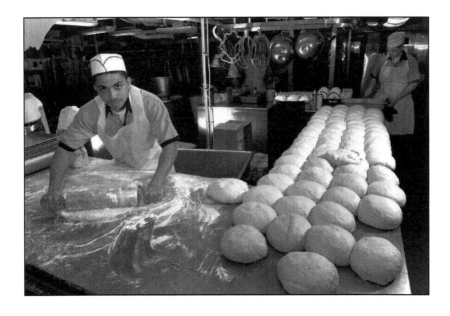

Droge: Weizen

Man geht davon aus, dass etwa 1/3 aller Menschen Gluten nicht **vertragen** können. Die richtige Zahl wäre aber viel höher, wenn die Ärzte mehr auf die Ernährung ihrer leidenden Patienten schauen würden. Unsere **Verdauungsenzyme** können Gluten nicht in **Aminosäuren** zerlegen. Gluten ist verdauungsresistent und kann mit der Zeit die Darmmembranen durchlässig machen und somit ins Blut gelangen.

Die Industrie benutzt Gluten auch als Klebstoff und genauso verklebt es unseren Körper und behindert so die Aufnahme von Nährstoffen. Das führt zu einem **Nähstoffmangel**. Die Folgen für den Körper sind **chronische Entzündungen**, die wiederum chronische Krankheiten wie Krebs verursachen. Gluten kann auch **Depression** verursachen, wie Forscher der Universität Monash in Australien bewiesen haben. Außerdem beschleunigt es den Alterungsprozess.

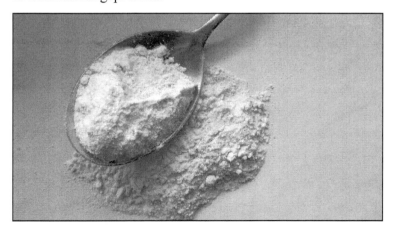

Droge: Weizen

Bei einer Glutenunverträglichkeit (Zöliakie) oder Empfindlichkeit sind folgende Getreide mit hohem Glutengehalt zu vermeiden:

▶ Weizen
▶ Dinkel
▶ Roggen
▶ Kamut
▶ Einkorn
▶ Quinoa: Quinoa ist nicht direkt ein Getreide, enthält aber Prolamine, die für Menschen mit Glutenunverträglichkeit toxisch sind

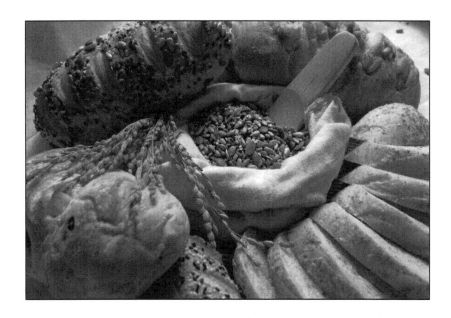

Droge: Weizen

Glutenfrei sind dagegen

▶ Hirse
▶ Mais
▶ Reis
▶ Amaranth
▶ Buchweizen

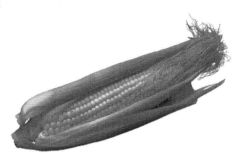

Getreide mit wenig Gluten sind

▶ Hartweizen
▶ Hafer
▶ Gerste

Oft stellen die Ärzte überhaupt keine Verbindung zwischen den Beschwerden eines z.B. übergewichtigen Patienten und dem Konsum von Weizen her, obwohl schon eine strenge glutenfreie Ernährung viele Krankheiten verschwinden und Pfunde schmelzen lassen würde, wie ich in meinem Coaching festgestellt habe.

Außerdem ist zu erwähnen, dass Mehl den Insulinspiegel noch stärker als Haushaltszucker beeinflusst. Das Mehl bzw. die Mehlstärke wird bereits im Mund durch den Speichel in einfachen Zucker umgewandelt. Haushaltszucker wird erst im Magen gespalten. Die Konsequenz daraus ist, dass unser Insulinspiegel

Droge: Weizen

schon beim Mehlessen wegen des Zuckers ansteigt und uns motiviert, noch mehr Mehl zu essen. Das bedeutet, auch noch mehr Zucker und wiederrum danach, noch mehr essen. Man wird fast süchtig:

Mehl-Zucker-Insulin-Hunger-Zucker-Insulin-Hunger-Zucker....

Weitere versteckte Quellen von Gluten in unseren Weizenprodukten

Gluten wird heute ohne jegliche Deklarierung Mehlprodukten zugesetzt.

Da Gluten enzymatisch verarbeitet werden kann und zur Herstellung von Emulgatoren, Verdickungsmitteln, Geschmacksstoffen usw. benutzt wird, wird es als **Zusatzstoff** während der Verarbeitung von Weizenprodukten wie Brot und Nudeln verwendet. Die Bäcker und die Industrie benutzen es gern, um Brötchen und andere Backprodukte besonders lange **frisch**, **weich** und **lecker** zu halten. Alles ganz offiziell, preisgünstig und ohne dies deklarieren zu müssen. Das ist ein weiteres Gegenargument für Menschen, die meinen, dass man doch früher auch Weizenprodukte gegessen habe und gesund war, deswegen könne Weizen nicht ungesund sein. Ja, wie man nun sieht, gaben unsere Vorfahren aber nicht zusätzlich und absichtlich Abfälle aus der Verarbeitung von Stärke und Traubenzucker (Gluten) in ihr leckeres Brot.

Gluten soll für mehr als 200 Krankheiten verantwortlich sein, sagen bestimmte Quellen. Mehr in Kapitel 2.2.2 „Wie Weißmehl den Körper gefährdet…"

2.3. Weizen-Wahnsinn oder wie Weizen abhängig macht und unser Gehirn steuert – mein Experiment: Wie Weißmehl mich depressiv machte

Ich machte ein Experiment mit einer Klientin, um festzustellen, wie weit Weizen und Zucker Macht über ihre Esslust übernommen hatten und entdeckte Erstaunliches. Sie hatte viele Probleme mit ihrem **Darm**. Sie hatte ständig **Bauchschmerzen**, schmerzhafte Regel und viele **Pickel**. Ihr ging es einfach nicht gut und die zahlreichen Tabletten der Ärzte halfen nicht. Auch psychisch ging es ihr schlecht, als sie zu mir kam. Ich studierte ihre Essgewohnheiten und stellte fest, dass sie sehr, sehr viele

Droge: Weizen

Weißmehlprodukte konsumierte. Ich empfahl ihr, rigoros von heute auf morgen darauf zu verzichten, auch auf **Zucker**. Sie rief mich nach drei Tagen an und erzählte mir dies:

„… Tabou, ich glaube, ich werde verrückt! Ich fühle mich schrecklich und aggressiv. Ich schreie herum und schimpfe mit allen. Ich kann kaum schlafen und habe **Angst**. Ich fühle mich leer, elend und spüre dir gegenüber **Hass**, weil du mir mein Brot, meine geliebten Nudeln, den Nachmittagskuchen mit meinem Latte Macchiato verboten hast. Ich laufe in meiner Wohnung hin und her und glaube, ich kann nicht mehr. Ich muss jetzt einfach Nudeln kochen. Ich habe starke **Migräne**, aber erstaunlicherweise habe ich keine **Bauchschmerzen** mehr. Das ist das, was mir Mut macht, dass ich vielleicht auf einem guten Weg bin. Ich bin aber so traurig …"

Und sie weinte ohne Grund fürchterlich am Telefon. Kurze Zeit später rief sie wieder an, um sich zu entschuldigen und zu versichern, dass sie mich nicht hasst und weiß, dass ich ihr Gutes will.

Droge: Weizen

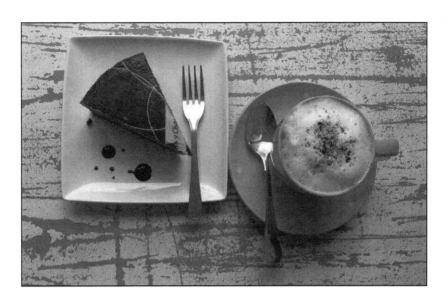

Zwei Monaten später, nach hartem Kampf und mit Sport als „Beilage", hatte sie es vollkommen überstanden, nachdem sie sich 30 Jahre lang jeden Tag mit Weizenprodukten vollgefressen hatte. Sie könnte zwar noch Weizenprodukte essen, aber nur gelegentlich und vor allem war dieser **Zwang weg**. Es ging ihr psychisch wieder gut. Die depressiven Stimmungen waren gänzlich weg. Seit vier Wochen hatte sie **kaum noch Migräne und Kopfschmerzen**, ihre letzte Blutung war ganz schmerzlos verlaufen, sie hatte keine Lust mehr auf Süßes usw. Das waren für mich ähnliche Zeichen wie bei einem Menschen, der auf Drogen-Entzug ist.

Droge: Weizen

Klar kann man ihre Situation nicht auf alle Menschen verallgemeinern, aber es war für mich ein Grund, mich noch intensiver mit diesen Sachen zu beschäftigen und ich entdeckte bald sehr interessante Dinge.

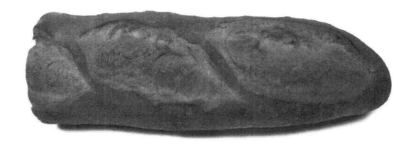

Zusammenhang zwischen Weißmehl und psychischen Erkrankungen

Beobachtungen aus meinem Coaching machten mich noch aufmerksamer auf Weißmehl. Einige meiner Coachingkunden, die **psychische Beschwerden** hatten, liebten **Weißmehl**. Sie berichteten mir, dass sie manchmal Anfälle hatten, bei denen sie pures Weißmehl brauchten und zu sich nahmen. Einige mischten es einfach mit Zucker und aßen es, andere mischten das Mehl mit

Droge: Weizen

Wasser und Zucker und tranken die Mischung oder sie machten schnell Pfannkuchen.

> **Besonders bei Klienten mit starken psychischen Störungen, wie Depression und Borderline, waren Weißmehlprodukte fast wie eine Sucht.**

Eine Klientin rief mich an und sagte:

„Tabou, ich bin wieder ganz unten. Ich habe zwei Tassen Weißmehl mit Wasser vermischt getrunken. Ich kann nicht mehr. Ich habe **Angst**. Ich will mich **umbringen**."

Was hatte das Mehl dabei für eine Rolle gespielt? Das weiß ich nicht genau. Aber bei dieser Frau waren immer irgendwie Mehlprodukte in der „Nähe", wenn sie Anfälle hatte.

Droge: Weizen

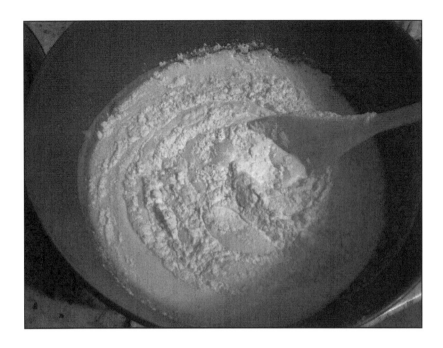

Eine andere Klientin, die an **Borderline** erkrankt war, konnte innerhalb von nur fünf Minuten ein ganzes Baguettebrot aus Weißmehl in Stückchen reißen, in Öl tunken und essen. Weißbrot war für sie genauso schlimm wie die Krankheit selbst.

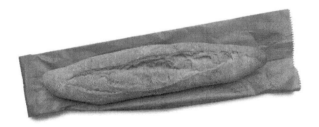

Diese Verhaltensweisen brachten mich erst darauf, über den Zusammenhang zwischen **Weizen** und psychischen Krankheiten wie z.B. **Depressionen** zu recherchieren.

Ich machte mit mir selbst das Experiment und aß sehr viel Weißmehl, in allen Formen, auch pur, so wie meine Klienten

Nach fünf Tagen veränderte sich meine Stimmung total. Ich hatte tatsächlich eine **depressive** und **aggressive** Stimmung. Ich fühlte mich allgemein unwohl, ohne einen Grund dafür zu haben. Ich wurde stetig kraftloser und fand **kaum Antrieb** für Sport, den ich normalerweise begeistert betreibe.

Ich trank auf einmal viel Cola, ein Getränk, das ich normalerweise nicht einmal im Jahr trinke. Aber der Durst auf kohlensäurehaltige Getränke war sehr groß, auch auf Wasser mit Kohlensäure. In diesen fünf Tagen veränderte sich auch mein Zucker- und Salzkonsum enorm.

Droge: Weizen

Was ich sehr stark feststellte war, dass ich, ein positiv denkender Mensch, auf einmal überfüllt war mit **negativen Gedanken** und Schuldzuweisungen an Dritte. Ich fing an, an mir zu zweifeln und hatte Angst. Ich kam kaum noch raus aus meinen negativen Gedanken. Diese Stimmung verbesserte sich kurz, wenn ich wieder pures Weißmehl zu mir nahm. Ich war wieder für einen Moment glücklich. Aber kurze Zeit später intensivierten sich diese Nervosität und dieses **Antriebslosigkeitsgefühl** wieder. Ich war fixiert auf alles, was mit Weißmehl zu tun hat und zum ersten Mal im Leben backte ich. Meine Konzentration auf Weißmehlprodukte war maximal. Nudeln, die ich selten esse, aß ich zweimal am Tag!

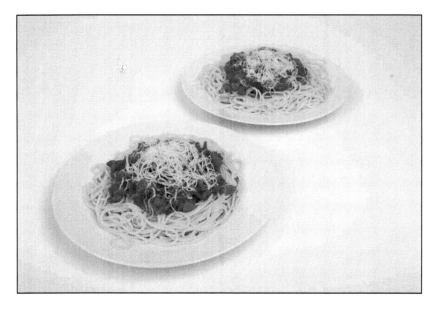

Droge: Weizen

Ich spürte ebenfalls eine **Lustlosigkeit** auf Sex, denn ich bekam Probleme mit der Erektion. Ich hatte zum ersten Mal in meinem Leben stundenlang **Migräne** und **Kopfschmerzen**, sowie weitere Beschwerden, **Bauchschmerzen**, Verstopfung, Pickel, Schmerzen in den Knochen, plötzliches **Herzrasen** usw.

Bemerkenswert war, dass die Symptome wie magisch nur einen Tag später anfingen zu verschwinden, als ich das Weißmehl nicht mehr zu mir nahm und meine Ernährung total veränderte. Auch meine Erektion wurde wieder normal. Aber ich kämpfte ein bisschen, um der langsam einsetzenden Sucht nach Brot zu entkommen. Der Entzug war nicht zu schwer, weil mein Wille stärker war, dennoch war er nicht ohne. Am zweiten Tag des Entzugs fühlte ich mich sehr **elend**. Neben der **Nervosität** kam die **Aggressivität**, die sich bei mir still äußerte. Ich konnte mich die folgenden Tage nur durch intensiven Sport beruhigen. Irgendwann war es vorbei.

Droge: Weizen

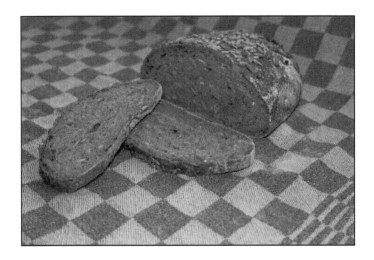

Dass ich **Gewicht** zugelegt hatte, merkte ich, bzw. beobachtete ich erst einige Tage später. Nach dieser Erfahrung, die ich in dem Buch „Weizen-Wahnsinn" detailliert darstellen werde, war mir klar, dass Weizen – zumindest mich – **süchtig** macht und mich dazu bringt, mich weiterhin schlecht zu ernähren (noch mehr Salz, Zucker, Butter, Milch), mich **körperlich krank** macht und auch **psychisch.** Leider wird nicht viel darüber berichtet, aber die Berichte, die ich fand, scheinen mein Experiment und meine Beobachtungen zu bestätigen.

Weißmehl scheint bestimmte Menschen so süchtig zu machen wie Zigaretten und Alkohol.

Droge: Weizen

Ich konnte bisher nicht feststellen, ob erst die Krankheit diese Menschen nach Mehl süchtig macht oder ob das Weißmehl ihre Krankheit verstärkt oder gar verursacht.

Deine Notizen:
Was wirst du ab heute für dich tun bezüglich
Milch & Weizen - was stellst du in deiner Ernährung um?

3. DROGE: ZUCKER

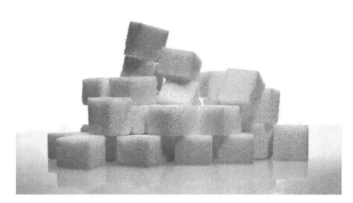

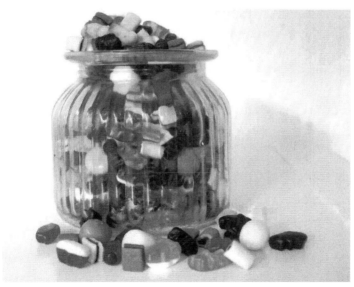

Raffinierte und künstliche Zucker

Wir essen viel zu viel Zucker. Im Schnitt verbraucht jeder Deutsche 31,3 Kilo Zucker pro Jahr.

Zucker macht Heißhunger auf Süßes.

Zucker kann ein Suchtmittel sein. Er wirkt langfristig wie ein Rauschgift, wenn man ihn im Übermaß und regelmäßig zu sich nimmt. Das bedeutet, dass er eine Substanz ist mit einem hohen Missbrauchspotenzial, imstande, einen problematischen Konsum zu verursachen und den Körper abhängig zu machen und zu beschädigen.

Den Zucker gibt es nicht. Es gibt nicht *den einen* Zucker. Der Name täuscht uns bereits. Ich würde es vorziehen zu sagen „**die Zuckers**". Denn wir werden durch die Bezeichnung „der Zucker" verleitet, viel mehr Zucker zu konsumieren, ohne es zu wissen, **weil viele Zucker gar nicht Zucker heißen**. Sie werden absichtlich nicht richtig benannt. Man lässt uns glauben, dass Zucker nur diese weißen oder braunen Kristalle oder so eine puderähnliche Substanz ist. Wenn man dieses nicht offensichtlich benutzt hat oder wenn auf einer Packung nicht eindeutig der Name *Zucker* steht, geht man davon aus, dass man keinen Zucker verzehrt hat. Ob dies nun Absicht seitens der Industrie ist, kann ich

Droge: Zucker

nicht sagen, aber diese Art, mit dem Zucker umzugehen, ist sehr gefährlich und ist eine Lüge, denn es gibt viele verschiedene Arten von Zucker unter den unterschiedlichsten Namen in diversen Lebensmitteln.

Allein in Deutschland gibt die Industrie jährlich 2,7 Milliarden Euro für Süßwarenwerbung aus und hat mit Süßwaren eine Gewinnspanne von über 15%, während sie mit Gemüse und Obst nur auf 3-4 % kommt. Nun verstehen wir, warum Zucker nicht Zucker genannt werden muss, aber massiv vertrieben wird.

Täglich essen wir 31 Teelöffel Zucker

„Im Durchschnitt essen wir jeden Tag eine Zuckermenge, die 31 vollen Teelöffeln entspricht. Das sind etwa 500 zusätzliche Kalorien pro Tag. Bei einem Tagesbedarf von 2000 Kalorien verzehren wir also ein Viertel davon in Form von Zucker, der uns zwar Kalorien, aber sonst nichts weiter einbringt. Keine Vitamine, keine Mineralstoffe, keine Ballaststoffe und keine sekundären Pflanzenstoffe." (www.zentrum-der-gesundheit.de/zucker-als-droge-ia.html)

Viele Menschen behaupten, ihren Kindern kaum Zucker zu geben, weil diese Tee ohne Zucker trinken. Ich fragte eine Mutter,

147

Droge: Zucker

ob sie ihrer Tochter Zucker geben würde, weil ihre Tochter Beschwerden hatte, die vielleicht mit einem übermäßigen Konsum von Zucker zu tun haben konnten. Die schöne Ärztin antwortete genervt: „Was glaubst du, Tabou, meine Kinder nehmen keinen Zucker zu sich!" Wir untersuchten gemeinsam die Essgewohnheit der Tochter und stellten fest, dass das Mädchen am Ende des Tages mehr Zucker konsumiert hatte, als wenn sie eine Tasse Tee mit Zucker getrunken hätte.

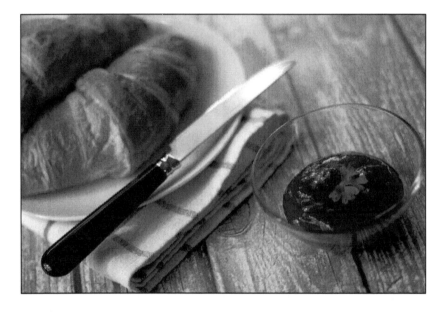

Das Mädchen aß zum Frühstück **Brötchen** mit Bio-**Marmelade** (Marmelade allein hat mindestens 40% Zucker, viele Brötchen enthalten Zucker) oder **Müsli** mit Milch (Müsli ist voll mit Zucker und wir wissen es nicht), mittags aß sie in der Kantine (die

Droge: Zucker

meisten Gerichte dort enthalten Zucker, egal in welcher Form, auch wenn es **Honig** ist), sie nahm jeden Tag einen **Bio-Joghurt** zu sich, trank immer Schorle mit Bio-**Säften** (Fruchtzucker), sie bestellten öfter **Asia-Essen** (in das oft Zucker gemischt wird). Die Mutter versuchte dann zusammenzurechnen und stellte fest, dass ihre Tochter doch **viel zu viel Zucker** am Tag konsumierte, ohne dass sie es wusste und ohne dass es sogar ihr als Ärztin bewusst war.

So ergeht es vielen von uns. Im ersten Moment scheint es so, als ob wir sehr gesund leben, alles *bio* und frisch in der Küche. Wir haben zwar keinen sichtbaren Zucker zu uns genommen, aber sind am Ende des Tages dennoch voll verzuckert.

Zucker ist fast überall und in fast allem, was wir zu uns nehmen. Ich finde es pervers, wenn Ärzte Eltern und Kinder davon abbringen, Zucker in den Tee zu tun und dann behaupten, Schokolade, Eis, Müsli, Nutella seien nicht so schlimm. Man solle nur danach die Zähne putzen und nicht zu viel davon essen. Dass in einer Kugel Eis oder einem Cornetto-Eis mehr Zucker enthalten ist, als die Menge, die man in mehreren Tassen Tee gehabt hätte, davor wird nicht gewarnt. Und vielleicht sind diese Zucker sogar schlechter als diejenigen, die man in seinem Tee zu sich genommen hätte. Was für ein toller Job des Industrie-Marketings!

> **Fakt ist, wir leben in einer verzuckerten Gesellschaft.**

3.1. Was ist Zucker? Wie entsteht er? Was enthält er?

Der Name Zucker kann täuschen. Normalerweise müsste man **die Zuckers** sagen, das bedeutet, Zucker sollte immer in der Mehrzahl geschrieben und verstanden werden. Es gibt nämlich nicht nur einen Zucker, den Zucker, sondern mehrere. Zucker ist der Sammelbegriff für viele verschiedene **Einfach-** und **Mehrfachzucker** und **Süßstoffe**. Zucker kommt somit in verschiedenen Formen vor: Als Fructose in Obst und Gemüse, als Lactose in der Milch und als Saccharose; vor allem in Zuckerrohr oder Zuckerrüben, aus Getreidestärke (Isoglucose), vor allem aus Weizen- und Maisstärke.

Alles was süß ist, ist Zucker oder enthält Zucker. Deswegen sind auch Süßstoffe Zucker, denn viele Menschen verzichten auf bekannten Zucker und wenden sich Süßstoffen zu, mit dem Glauben, diese wären gesünder. Süßstoffe sind oft viel süßer als normale Zucker – bis zu 3000 Mal süßer! Deswegen können sie

Droge: Zucker

auch noch mehr schaden als die anderen Zucker, auch wenn sie kaum Kalorien haben.

Auch was nicht süß schmeckt, kann Zucker enthalten, wie **Kohlenhydrate** zum Beispiel.

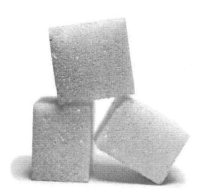

Alle Zucker gehören zu den Kohlenhydraten, da sie aus Kohlenstoff, Wasserstoff und Sauerstoff bestehen.

In der nachfolgenden Grafik ist eine kurze, vereinfachte Übersicht der häufigsten Zuckerformen zu sehen:

Droge: Zucker

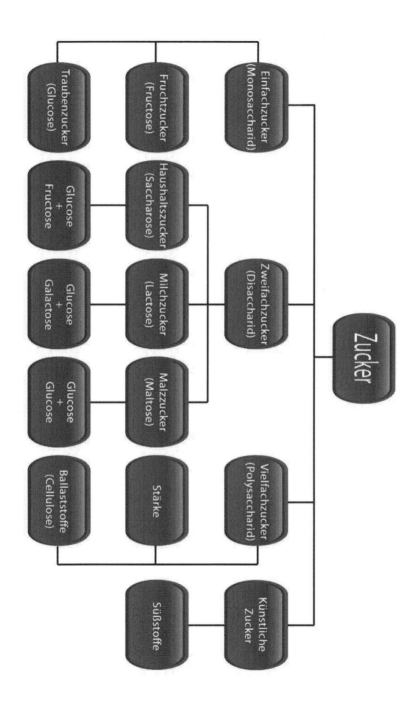

152

Droge: Zucker

Haushaltszucker (Saccharose) wird aus Zuckerrohr und Zuckerrüben gewonnen und in verschiedenen Formen angeboten: Hagelzucker, Puderzucker, Rohrzucker oder Würfelzucker.

Milchzucker (Lactose) kommt in Milch und Milchprodukten vor und ist ein Zweifachzucker, der aus Glucose und Galactose besteht. Seine Süßkraft beträgt aber nur etwa 20% derjenigen von Saccharose.

Maltose (Malzzucker) wird aus dem Abbau von Stärke gewonnen und ist genau wie Saccharose ein Zweifachzucker. Maltose ist ein wichtiger Bestandteil von Bier, da sie beim Keimen von Getreide (zum Beispiel Gerste) entsteht. Diese Zweifachzucker müssen, wie auch Stärke, zuerst durch Enzyme zu Einfachzucker gespaltet werden, um Energielieferanten zu sein.

Natürliche Fructose (Fruchtzucker) auch „schneller" Zucker genannt, ist ein Einfachzucker, der in Obst und Honig vorkommt.

Droge: Zucker

Künstliche Fructose, die im Lebensmittelhandel erhältlich ist, wird chemisch aus Glucose oder Saccharose hergestellt.

Stärke ist ein Vielfachzucker, der aus einer langen, teilweise verzweigten Kette aus Glukosebausteinen aufgebaut ist.

Raffinierter Zucker: Meistverbrauchter Haushaltszucker, besteht zu 100% aus Saccharose.

Natürlicher Traubenzucker ist ein Einfachzucker, wie Fructose.

Künstlicher Traubenzucker, auch **Dextrose** oder **Glucose** genannt, der im Handel angeboten wird, wird chemisch durch den Abbau von Stärke hergestellt.

Weißer Zucker ist auch ein Haushaltszucker mit einem Restgehalt an Mineralstoffen.

Brauner Zucker ist Rüben- oder Rohrzucker, der nicht vollständig gereinigt ist. Weißer und brauner Zucker zeigen kalorientechnisch keinerlei Unterschied. Der braune Zucker kann viel-

Droge: Zucker

leicht noch minimal Mineralstoffe enthalten, aber nicht genug, um besser zu sein. Beide Zucker machen die Zähne gleichermaßen kaputt. Brauner Zucker ist also ein Zwischenprodukt von Rohprodukten (Rohr- oder Rübenzucker) auf dem Weg zum weißen Zucker. Die Farbe kommt von den noch enthaltenen Sirupresten und hat nichts zu tun mit „gesünder". Er hat einen malzig-karamellartigen Beigeschmack.

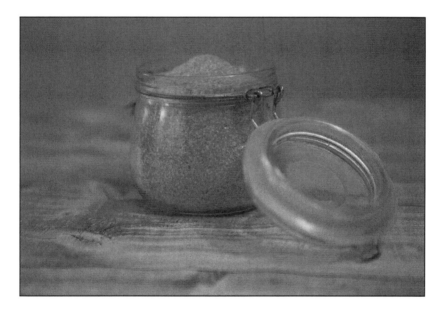

Künstliche Zucker und Süßstoffe: siehe nächstes Kapitel 3.2 „Zuckers, die nicht Zucker heißen dürfen".

3.2. „Zuckers", die nicht Zucker heißen dürfen: Künstliche „Zuckers" und Süßstoffe

Zucker essen, ohne dass uns bewusst ist, dass wir bis zu 3000 Mal mehr Zucker zu uns nehmen, als wir es mit „normalen" „Zuckers" getan hätten: Bereits eine kleine Süßstoff-Tablette entspricht der Kraft eines Teelöffels Zucker.

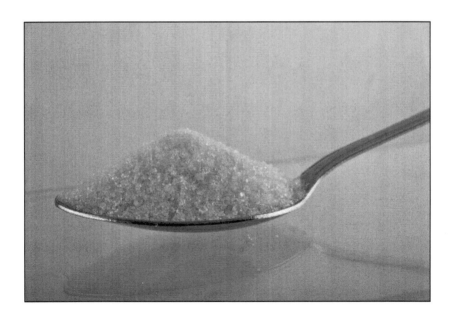

Die anderen Namen der „Zuckers", die wir nicht als Zucker erkennen sollen

Besonders schlimm für den Konsumenten sind die Decknamen, mit denen die Politik der Nahrungsmittelindustrie erlaubt, uns zu täuschen. Wir fressen uns mit Zucker voll, ohne es zu ahnen. Das Perverse daran ist, dass diese Politik zusammen mit der gleichen Industrie und den gleichen Ärzten dafür wirbt, weniger Zucker zu essen und gleichzeitig neue **chemische Zucker** erfindet, die schlimmer sind, als die Zucker, die wir kennen (Kristallzucker oder Puderzucker). Dann geben sie den neuen „Zuckern" einen wissenschaftlichen Namen, die kaum ein normaler Verbraucher als Zucker erkennen kann, ohne danach zu googeln.

> **Zucker ist nicht nur dort enthalten, wo er ausdrücklich draufsteht!**

Droge: Zucker

So werden Zuckers in unserer Ernährung mit verschiedenen Namen versteckt. Sie werden chemisch hergestellt und Maissirup, HFCS Lactose, Glucose, Dextrose, Glucosesirup, Amazake, Sucrose, Galactose oder Maltose genannt.

Süßstoffe sind zum Teil 3000 Mal süßer als „normale" Zucker.

Wer von uns würde auf der Verpackung eines Produkts diese Zucker erkennen?

Acesulfam (E 950)   130–200 x süßer

Aspartam (E 951)   200 x süßer

Aspartam-Acesulfam-Salz (E 962)   350 x süßer

Cyclamat (E 952)   30–50 x süßer

Neohesperidin (E 959)   400–600 x süßer

Neotam (E 961)   7.000–13.000 x süßer

Saccharin (E 954)   300–500v

Sucralose (E 955)   600 x süßer

Steviosid (E 960)   250–300 x süßer

Thaumatin (E 957)

Curculin

Erythrit

Droge: Zucker

Miraculin

Osladin

Perillartin

Phyllodulcin

Stevia

Guanidin: Derivate

Nitroaniline: Derivate

Das sind alles Zucker, die in verschiedenen Nahrungsmitteln versteckt sind und uns dazu bringen, Zucker zu konsumieren, ohne es zu wollen oder zu wissen.

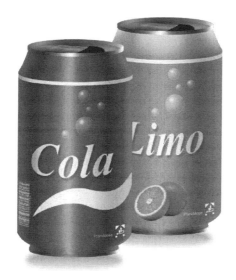

3.3. Welche Zuckerarten sind gefährlich für den Körper?

Natürlicher Zucker, wie wir ihn in natürlichen Lebensmitteln finden, ist in normalen Mengen nicht gefährlich. In **natürlichen Lebensmitteln** ist er in ausgewogener Menge und im Verbund mit vielen Vital- und Nährstoffen vorhanden. Er ist wichtig und **gesund** für den Körper, denn der Körper braucht auch Zucker, damit die Organe und Zellen gut funktionieren.

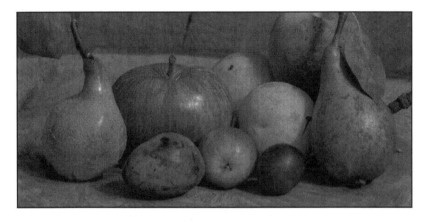

Gefährliche Zucker sind **raffinierter** Industriezucker, **künstliche** „Zuckers", **Süßstoffe**, die kaum Vitalstoffe enthalten und zudem stark konzentriert sind. Diese Zucker werden in nahezu alle Fertigprodukte gemischt. Mehr in Kapitel 3.2. „Zuckers, die nicht Zucker heißen dürfen".

3.4. Welche Rolle spielt Zucker im Körper?

„Die Zuckers" liefern dem menschlichen Körper schnelle brauchbare **Energie**. Der Körper kann Zucker in **Fett** umwandeln und Fett auch in Zucker.

Raffinierte und andere „reine" Zucker liefern nur reine **Kalorien** (Energie) **ohne** die wichtigen **Nährstoffe** (Vitamine, Enzyme, Mineralstoffe usw.).

Da sie schneller in der Blutbahn landen, ist eine „Überdosis" an Zucker-Kalorien, die der Körper nicht verbrauchen kann, schnell erreicht – mit fatalen Konsequenzen.

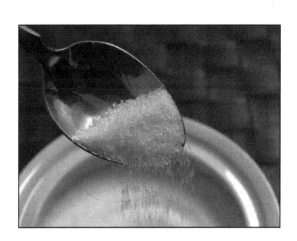

3.5. Zucker statt Fett als Geschmacksverstärker

„Zuckers" dienen heutzutage nicht nur als Süßungsmittel, sondern fungieren immer mehr als **Geschmackverstärker**. Früher wurde hauptsächlich Fett als Geschmacksträger verwendet, da aber das **Fett** immer mehr in **Verruf** gekommen ist und alle es als Hauptursache von Fettleibigkeit und Krankheiten abgestempelt haben, reagierte die Lebensmittelindustrie clever. Sie ersetzte Fett **vermehrt** durch **Zucker** und **Salz**, damit ihre Produkte weiterhin gut schmeckten.

So wurden Verbraucher getäuscht, denn Zucker enthält auch Kalorien und kann im Körper zu Fett umgewandelt werden. Das bedeutet, an Fett hat man dann gar nicht so viel gespart, aber nun hat der Körper zusätzlich mit zu viel Zucker und Salz zu kämpfen. Früher war es nur Fett!

3.6. Wie Zucker den Körper krank und dick macht

> **WICHTIG: Den gelegentlichen Konsum von Zucker (Zucker, Kuchen, süße Getränke, Marmelade, Süßigkeiten, Eis usw.) kann der Körper gut abfangen und erfolgreich verwerten. Gefährlich wird es, wenn Zucker die Basis deiner Ernährung wird und du ihn jeden Tag und sogar mehrmals am Tag isst.**

Zucker ruft nach mehr Zucker, wirkt wie eine Droge und hält das Hungergefühl wach. Zucker ist eine sehr wichtige Produktionsanlage für Fett im Körper und künstliche Süßstoffe erzeugen Heißhungeranfälle, gerade auf Süßes.

Zucker kann wie ein Gift wirken

Droge: Zucker

Das Gift schmeckt aber so gut und wir machen uns glücklich mit unserer **Schokolade**, unseren **Süßigkeiten**, Kuchen, Fertiggerichten, Medikamenten, Getränken, mit unserem Joghurt, Eis, Naschzeug usw. Täglich landet dieses Gift in Erwachsenen und Kindern, sogar in Babys, obwohl es doch einer der größten Killer überhaupt ist, wie Studien aus den USA zeigen. Bis zu 35 Millionen Menschen sterben jährlich indirekt am Konsum von Zucker. Da Weizenprodukte durch das Hinzufügen von Zucker erst richtig lecker werden, führt der Zucker dazu, dass **exzessiv Weizen** konsumiert wird. Zucker greift die Milchzähne bei Kindern an. Zucker ist eine der Hauptursachen von **Übergewicht**.

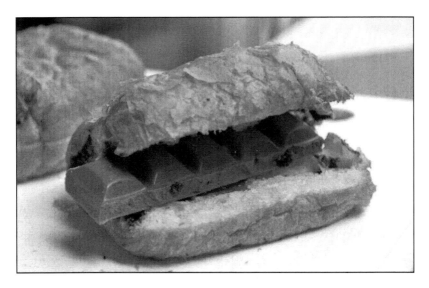

Eine zuckerreiche Ernährung erhöht die Synthese von Insulin (Hormonspeicher) und verringert die Produktion von **Glucagon**

Droge: Zucker

(das Hormon, das zum Abbau nötig ist), dem Gegenspieler des Insulins. **Ein hoher Insulinspiegel führt zur Gewichtszunahme.** Diese Gewichtszunahme senkt den Testosteronspiegel (Vertrauenshormon und Muskel-Synthese). Ein niedriger Testosteronspiegel fördert ebenfalls die Gewichtszunahme!

> **Viele Süßigkeiten können die Gefäße verkleben und dafür verantwortlich sein, dass diese schneller altern.**

Seit mehreren Jahren zeigt die Gesundheitsbehörde von New York in **Aufklärungsvideos**, wie stark zuckerhaltige Getränke der Gesundheit schaden. Sie warnt davor, zu viel Zucker zu konsumieren, denn das kann **Diabetes**, **Herzkrankheiten** und sogar **Krebs** auslösen.

Zucker kann auch Alzheimer fördern, schadet dem Darm und stört eine gute Verdauung, schwächt das Immunsystem, macht die Zähne kaputt, kann zu Vitalstoffmangel führen, fördert manche Allergien, führt zu depressiven Verstimmungen (viele Menschen, die Depression haben, lieben Zucker und Weißmehl),

Droge: Zucker

führt zu Autoimmunkrankheiten, Sehstörungen, Leberschwäche und vielen weiteren **Gesundheitsproblemen**.

Ein zu hoher Konsum von zuckerhaltigem Essen (Zucker, Süßigkeiten, Kuchen, Getränke usw.) greift auch die Haut an. In einer Studie, die im *British Journal of Dermatology* veröffentlicht wurde, erklären die Forscher, dass Zucker Proteine im Körper verbreitet, die das Kollagen und die Elastizität der Haut beschädigen und die Alterung beschleunigen.

Zucker schädigt auch die **Augen**, die **Nieren** und die **Nerven**. Diese Schäden werden durch Diabetes verursacht.

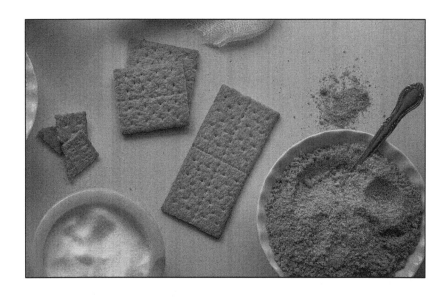

Krebs liebt Zucker ...

… und besonders industriellen Zucker (raffinierten Zucker), der in fast allen Fertiggerichten, Softdrinks, Backwaren und Baby- und Kleinkindnahrung versteckt ist, oft unter anderen Namen wie Fruchtzucker, Fructose, Glucose, Lactose, Maltose, Saccharose, Sirup oder auch nur einer E-Nummer oder einer chemischen Formel (siehe Kapitel 3.2 „Zuckers, die nicht Zucker heißten dürfen"). Viele Produkte werden mit dem Slogan „ohne Zuckerzusatz" beworben, enthalten aber als Inhaltstoff Fructose. Das ist somit eine Lüge, da Fructose ein Zucker ist, der aus Früchten gewonnen wird.

Der US-Forscher Robert Lustig, der mit seinem Team eine Studie über die „giftige Wahrheit" von Zucker durchgeführt hat (veröffentlicht in *Nature* Bd. 482, 2012), sagt:

> *„Es gibt immer mehr wissenschaftliche Beweise dafür, dass Fructose etliche chronische Krankheiten auslösen kann und giftig für die Leber ist. [...] Ein bisschen Zucker ist zwar kein Problem, aber viel Zucker tötet – wenn auch nur langsam."*

Droge: Zucker

Zucker macht dick und fett und Krebs liebt Fett!

Es ist wissenschaftlich bewiesen, dass **Tumorzellen** zur Vermehrung viel Zucker brauchen. Viele Forscher vermuten, wie Professor Lewis Cantley, von der Harvard Medical School, dass in einigen Fällen ein hoher **Zuckerkonsum** Krebs überhaupt erst entstehen lässt.

> **Mit raffiniertem Zucker treibt man den Insulinwert noch schneller nach oben und lässt die Krebszellen viel schneller wachsen als mit normalem Zucker.**

Dank Fructose können sich Krebszellen blitzschnell reproduzieren und im menschlichen Körper ausbreiten, wie Wissenschaftler der Universität von Kalifornien in Los Angeles in einer Studie bewiesen haben. Billiger Sirup in Getränken und Fertigpro-

Droge: Zucker

dukten besteht bis zu 90 Prozent aus Fructose (Maissirup wird bevorzugt, da die Industrie damit viel Geld spart).

Süßstoffe können krebserregend sein

Aspartam stand bis Mitte der 70er Jahre als **Kampfstoff** zur biochemischen Kriegsführung auf der Liste der CIA. Viele Süßstoffe, wie Aspartam E951, Cyclamat E952, (seit 1969 in den USA verboten), Saccharin E954, Neotam E 961 und Maissirup (HFCS) sind **krebserregend**. Allerdings sind sie bei der Industrie sehr beliebt, denn sie sind wesentlich billiger als Rohrzucker, daher sind sie in tausenden Produkten enthalten – vom Softdrink über Kaugummis und Gebäck bis hin zu Medikamenten.

Da Aspartam zu Recht in Verruf kam (da krebserregend), entwickelte die Industrie **Neotam**. Aber Neotam ist lediglich ein viel besseres bzw. ein viel schlimmeres Aspartam. In der Europäischen Union wurde Neotam am 12.01.2010 mit der E-Nummer 961 als Süßstoff und Geschmacksverstärker für Nahrungsmittel zugelassen. Da es billiger ist als Aspartam, wird es von der Industrie vermehrt genutzt. Es wird aus Aspartam und 3,3-Dimethylbutyraldehyd synthetisiert und ist **7.000-13.000 Mal süßer als Zucker** und 30-60 Mal süßer als Aspartam (E951).

Zusätzlich zeigen manche Studien, dass Neotam wesentlich toxischer ist als Aspartam.

3.6.1. Zucker schwächt Kinder und beeinflusst ihre Schulleistungen

In meinem Coaching, wenn Eltern wegen Problemen mit ihren Kindern zu mir kommen, betrachte ich besonders ihr Essverhalten. Meistens spielt die Ernährung in der ganzen Problematik eine wichtige Rolle.

Ich habe zum Beispiel festgestellt, dass viele Kinder, die Schwierigkeiten haben sich zu konzentrieren, Lernschwächen haben, schlechte Noten in der Schule bekommen, vielleicht talentiert sind aber dennoch schlechte Leistungen beim Sport zeigen, die lustlos, kraftlos, antriebslos oder aggressiv sind, dass diese Kinder häufig auch übergewichtig sind bzw. mit dem Gewicht zu kämpfen haben. Bei vielen dieser Kinder war festzustellen, dass sie sich **„überzuckert"** ernähren: Sie trinken fast nur **Cola** und andere Süßgetränke, essen viel zu viel **„Süßkram"** (auch in der Schule) wie Chips, Eis, besonders das ganz billige Wassereis, Gummibärchen, Schokolade und viel Pizza und Nudeln mit Tomatensaucen. Ich habe den Eindruck, dass eine Mischung aus viel Zucker, Weißmehl und Milch nicht nur die Ge-

Droge: Zucker

sundheit, sondern auch die **körperliche** und **geistige Leistung** der Kinder stört bzw. beeinträchtigt.

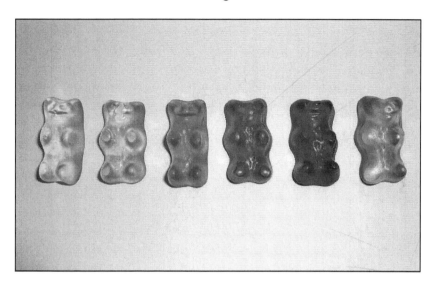

Bei vielen Familien, die ich betreue, waren bei den Kindern schon immense **Verbesserungen** zu verzeichnen, als sie mit dem **Zucker** in jeglicher Form **aufhörten**. Ich kann nicht erklären warum, aber es war so. Um dies zu verstehen, machte ich mich auf die Suche nach Studien, die sich schon mit der Sache beschäftigt haben und habe sie auch gefunden. Darunter die Studie des Kinderarztes Dr. Lendon Smith, Ernährungsfachmann, der Mann mit der bekannten Behauptung:

„ADHD is not a disease; it is a nutritional deficiency."

(„ADHS ist keine Krankheit, es ist ein Nährstoffmangel.")

Droge: Zucker

In seiner Untersuchung fand er heraus, dass Kinder, die während der Schulpausen **Zucker** und/oder **Weißmehlprodukte** zu sich nahmen, **Lernschwierigkeiten** in der Schule aufwiesen.

Auch K.-D.-Müller, Pädagoge von der Universität Hannover stellte fest, dass Kinder mit gesunder und **vollwertiger Ernährung bessere Noten** aufwiesen als Kinder, die sich „überwiegend von hellem Brot, kaum Frischobst und vielen Süßigkeiten" ernährten.

Viele weitere Studien sehen bei manchen Kindern (nicht bei allen) einen Zusammenhang zwischen ihrem Wohlbefinden, ihrer Gesundheit, ihren Schul-und Sportleistungen und ihrem Zuckerkonsum.

Bei vielen hyperaktiven Kindern wird der Zustand nur dadurch verbessert, dass sie Zucker weglassen.

Viele Studien zeigen, dass Kinder, die zu viel Süßes zu sich nehmen, oft an Müdigkeit, Hyperaktivität, Depressionen, Stoffwechselstörungen und vielen anderen chronischen Krankheiten leiden.

3.7. Wie Zucker abhängig macht und unser Gehirn steuert

1900 verbrauchte jeder Amerikaner durchschnittlich ca. 2kg Zucker im Jahr. Heute sind es fast 60 kg pro Person und pro Jahr. Ähnlich ist diese Entwicklung weltweit zu beobachten. Viel zu viel, als dass der Körper diesen Stoff gut und gesund verwerten könnte.

Wie bei fast allem liegt das Gift in der Menge: Die Dosis macht das Gift

Zwischendurch mal etwas Süßes naschen, ein Stück Schokolade von Zeit zu Zeit, einen Teelöffel Zucker im Tee, mal ein Stück Kuchen oder auch eine Cola sind kein Problem und werden niemals jemanden abhängig machen. Es wird nur bei diesem kleinen, kurzen, schönen Gefühl bleiben, ohne Schaden, ohne negative Nebenwirkungen.

Aber wenn die Menge des Zuckers hoch ist und man ihn regelmäßig zu sich nimmt, schadet das dem Körper und das Gehirn wird manipuliert: Man wird **zuckersüchtig**. Bei vielen Men-

Droge: Zucker

schen geschieht dies unbewusst, was zeigt, dass Zucker **suchtähnliches Potential** hat.

An Tieren wurden zuerst die Auswirkungen von Zucker auf das Gehirn und auf das Verhalten getestet. Die Forscher um Neurowissenschaftler Bart Hoebel gaben Ratten einen Monat lang viel Zucker und bemerkten dann, nachdem sie die Zuckerzufuhr stoppten, dass die Ratten **Suchtverhalten** und klassische **Entzugserscheinung** zeigten.

Bei Menschen wurden ähnliche Wirkungen registriert und Neurowissenschaftler Eric Stice vom *Oregon Research Institute* in Oregon konnte beweisen, dass Zucker die gleichen Regionen im Gehirn aktiviert, die uns **belohnen** und uns **motivieren**, noch mehr Zucker zu uns zu nehmen. Zucker führt dazu, dass im Gehirn mehr **Serotonin, Dopamin** und **Opioid** ausgeschüttet wird.

Dopamin (auch Serotonin) gilt im Volksmund als **Glücks- und Belohnungshormon**. Diese körpereigene Droge gehört zu den wichtigsten Botenstoffen im Nervensystem, die man **Neurotransmitter** nennt.

Droge: Zucker

> **Dopamin ist zuständig für die Motivation, für mehr Antrieb, mehr Konzentration, für Mut, für die Feinmotorik und die Körperbewegung. Es löst eine Art Glücksrausch im Menschen aus.**

Diese körpereigene Droge löst das **Verlangen** aus, das Glücksgefühl erneut zu erzeugen und kann so zur Sucht führen. Das ist der Grund, warum wir es zu oft nicht nur bei einem Stück **Schokolade** belassen. Wir wollen nur ein Stück, dann kommt das nächste und noch einmal und noch weiter und die Tafel Schokolade ist aufgegessen. Unser Gehirn zwingt uns dazu.

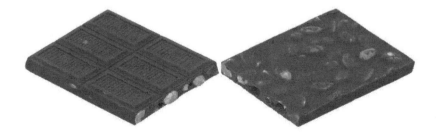

Droge: Zucker

> **Zucker aktiviert das Belohnungssystem im Gehirn. Dadurch werden im Gehirn sogenannte Belohnungspfade angeregt.**

Viel Zuckerkonsum erzeugt eine höhere Dopamin-Ausschüttung beim Esser und so manipuliert ihn der Zucker mit der Zeit, immer mehr davon zu essen, um den gleichen Effekt, das schöne Gefühl, immer wieder zu erleben. Der Gehirnforscher Eric Stice beschreibt, dass Menschen, die sehr viel und regelmäßig Zucker zu sich nehmen (egal in welcher Form), Symptome einer **Substanzabhängigkeit** zeigen. Verglichen mit den Gehirnen von Menschen, die wenig Zucker konsumieren, zeigte sich im Gehirn von Menschen, die viel Zucker zu sich nehmen, eine stärkere **Aktivierung des Suchtzentrums**.

Droge: Zucker

Der Suchtforscher Prof. Falk Kiefer von der Universität Heidelberg stellte bei übergewichtigen Patienten deutlich fest, dass ihr Gehirn auf Äpfel ganz anders reagierte als auf Eiscreme. Das Gehirn reagiert auf Zucker ähnlich wie auf **Alkohol** oder andere **Suchtstoffe** und schüttet vermehrt Dopamin aus.

„Dieses dopaminare Belohnungssystem führt dazu, dass alles, was mit dem Konsum von Süßigkeiten zu tun gehabt hat, als etwas Wichtiges, die Aufmerksamkeit Erregendes markiert wird", sagt der Suchtforscher und meint, wie der Gehirnforscher Eric Stice, dass Zucker „suchtähnliches Verhalten" auslösen kann. Kiefer: „Die Vorliebe für Süßigkeiten hat viel mit der **Vorliebe für Drogen** zu tun, nur das Ausmaß dieses Problems ist bei Drogenabhängigen in aller Regel viel höher. Wir kennen natürlich auch die schwer geschädigten adipösen Menschen, die trotz der schweren Folgeschäden gar nicht von Zucker lassen können." Das bedeutet, sie handeln wie **Drogenabhängige**, sie sind süchtig. Das heißt, Zucker konnte im Gehirn die gleichen Reaktionen auslösen wie Kokain, Alkohol und Nikotin.

Viele essen Süßigkeiten also nicht, weil sie sie wirklich essen wollen und kaufen sie auch nicht aus freier Entscheidung, son-

Droge: Zucker

dern weil sie sie essen **müssen**, weil sie unbewusst davon **abhängig** sind.

> **Süßstoffe machen noch schneller süchtig als normale Zucker. Sie enthalten zwar keine Kalorien, aber ihre Süßkraft ist bis zu 3.000 mal höher und dementsprechend intensivieren sie die Wirkung der Süße auf das Gehirn.**

Ist zu viel Dopamin im Spiel, wirkt es nun umgekehrt. Man hat Schweißausbrüche, Kopfschmerzen, Schizophrenie, Angstimmungen. Gibt es zu wenig im Gehirn, dann fühlt man sich müde, schlapp, schlecht gelaunt, antriebslos und es kann sogar zu Krankheiten wie Parkinson führen. Bei Menschen mit Parkinson ist nachgewiesen, dass die Dopamin-Konzentration im Gehirn bis zu 90% geringer ist als bei gesunden Menschen.

Der Mensch ist empfänglich für alles, was mit Zucker zu tun hat, weil sein Gehirn so programmiert und **konditioniert** ist. Und das fängt schon an, bevor er geboren wird und über sich selbst entscheiden kann. Er hat den Kampf gegen den Zucker schon längst verloren, ohne die Chance gehabt zu haben, zu kämpfen.

Zucker soll nicht nur dick und süchtig machen, sondern nach neuesten Studien sogar **dumm**.

3.7.1. Gehirn-Programmierung auf Zucker: Zucker-Konditionierung schon im Bauch der Mutter und im Säuglingsalter

Wir schützen unsere Kinder davor, Zigaretten zu rauchen, Alkohol zu trinken, Drogen zu nehmen. Auch schwangere Frauen werden zum Schutz des Ungeborenen und des Babys auf diese Gifte verzichten.

Aber da man uns dazu gebracht hat, Zucker als nicht so schlimm zu betrachten, gilt Zucker für uns als harmlos. Schwangeren Frauen wird empfohlen, zuckerreiche Produkte zu sich zu neh-

Droge: Zucker

men, um Energie zu haben. Aber das Ungeborene isst auch mit und wird so schon im Bauch auf Zucker konditioniert. Das geht weiter, nachdem es geboren ist. In vielen Kliniken bekommen Babys schon kurz nach der Geburt Zucker in Form von gesüßten Tees.

Viele **fertige Nahrungsmittel** für Babys, und besonders die aus Getreide, enthalten Zucker und so wird den Babys schon im Bauch und im frühen Babyalter der **Geschmacksinn** von Erwachsenen **antrainiert**. Es funktioniert in diesem Alter wunderbar, weil sich bei Babys der Geschmackssinn noch in der Entwicklung befindet.

So konditioniert läuft der Rest dann wie von allein und viele Studien begleiten uns auf diesem Wege und beweisen uns, warum Süßes gut für unser Wohlbefinden ist und uns glücklich macht. Dass dieses Wohlbefinden durch die Ausschüttung von Dopamin entsteht und künstlich ist und uns krank macht, sagt uns in der Werbung zum Mehr-Zucker-Konsum niemand.

Wir **lieben** und wollen Zucker. Wir **verteidigen** ihn als ungefährlich und normal, weil wir meinen, dass es auch in der Natur Zucker gibt und der Körper Zucker braucht. Dass nun der Zucker, den wir zu uns nehmen, nicht das ist, was der Körper braucht, wollen wir nicht sehen. Nein, es geht nicht um *Wollen*.

Droge: Zucker

Wir *können* das nicht sehen. Wir sind **süchtig** und **konditioniert**. Der Drogenabhängige weiß zumindest, dass er süchtig ist. Mit Zucker ist das anders, denn die Konditionierung liegt sehr tief, es ist uns nicht bewusst, dass wir Zucker lieben, weil wir ihn **LIEBEN MÜSSEN**.

Viele Studien zeigen ganz klar, dass das Gehirn geradezu auf Zucker geeicht wird. Wie Zucker die Macht über uns übernehmen kann, erfuhr ich selbst in meinem **Experiment**.

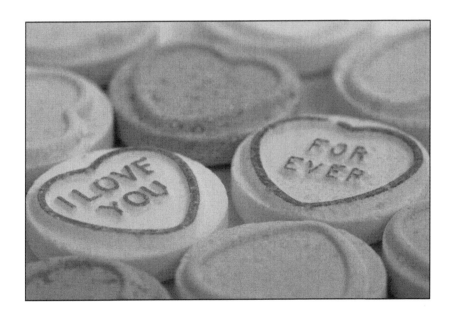

3.8. Mein Experiment: Wie Zucker mich in 14 Tagen veränderte

Dieses Experiment ist ganz persönlich und Zucker muss auf andere nicht genauso wirken, wie auf mich. Das Ergebnis ist nicht wissenschaftlich.

Um die negativen Veränderungen in meinem Körper zu beobachten, unterzog ich mich im Jahr 2012 einem **Zucker-Selbstversuch**.

Vorgabe: Zwei Wochen lang übermäßig Zucker essen, besonders in Tees und Wasser, beim Kochen oder einfach pur. Ich konsumierte **mindestens 20 Teelöffel** (Menge nach oben offen) reinen Zucker (Haushaltszucker) am Tag. Zum Vergleich: Die WHO empfiehlt höchstens 25 Gramm (ca. sechs Teelöffel) dieser Zuckerart pro Tag. Ich nahm an manchen Tagen das 10-fache zu mir.

Bevor ich das Experiment anfing, verzichtete ich vom 23. Oktober bis 24. Dezember auf Zucker in allen Formen. Ich habe in diesen zwei Monaten auf alles verzichtet, was süß und künstlich ist. Auf alle Süßigkeiten, auf Honig, auf Getränke (außer direkte Säfte), auf Kuchen, Joghurt, karamellisierte Gerichte, Chips

Droge: Zucker

usw. Ich begann am 24.12., an Weihnachten, um die „süße Zeit", bzw. die „Süßigkeitenzeit" des Jahres voll auszunutzen.

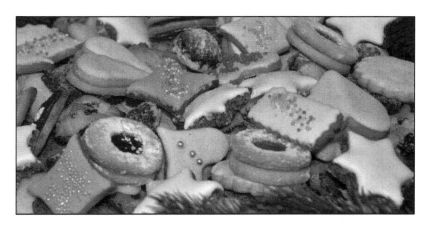

In den zwei Wochen meines Selbstversuchs wollte ich auf **Weizenmehl** und **Milchprodukte** aller Art (auf Schokolade, Brot, Joghurt, Milch usw.) verzichten, um zu vermeiden, dass das Endergebnis dadurch beeinflusst und erklärt wird.

Ich ernährte mich normal und versuchte darauf zu achten, dass meine **Kalorienaufnahme** trotz der großen Zuckermenge **nicht erhöht** war und sogar unter meinem normalen Tagesverbrauch blieb. Dafür reduzierte ich die Menge an Öl, Fleisch und Kohlenhydraten.

Während des Experiments **verzichtete** ich auch ganz auf **Sport**. Sonst jogge ich mindesten vier Mal die Woche.

Droge: Zucker

Vor dem Experiment, im August des gleichen Jahres, hatte ich auch bei reduzierter Kalorienmenge und ohne Zuckerzufuhr zwei Wochen auf Sport verzichtet und mein Gewicht beibehalten. Ich hatte ca. 500g insgesamt verloren.

Erste Feststellung nach zwei Wochen

Ich wollte nur zwei Wochen voll verzuckert leben und nach zwei Wochen damit aufhören. Nach zwei Wochen **schaffte ich es nicht**, damit aufzuhören, denn meine Lust auf Zucker war stärker als mein Wille. Die Zuckerart bzw. meine süßen Gelüste veränderten und erweiterten sich. Ich hatte jetzt mehr Lust auf Schokolade, Kuchen (und vor allem auf Streuselkuchen), Cola und Apfelschorle, Kekse, Chips usw. und ich gab meinen Verzicht auf Weizen und Milchprodukte auf. Es dauerte **vier Wochen**, bis ich endlich die mentale und körperliche Kraft fand, aus diesem **Zuckerwahn** auszusteigen. So schwer war der Ausstieg nach nur zwei Wochen voller Zucker!

Der „Entzug" klappte dann bei mir über den **Sport**. Als ich nach vier Wochen wieder anfing Sport zu treiben, fand ich auch die **Ressourcen**, um die Zuckersucht zu besiegen und dann wieder ganz normal Zucker zu „**genießen**".

Droge: Zucker

Das passierte mit mir in den vier Wochen intensiven Zuckerkonsums:

Essgewohnheiten

▶ In den ersten zwei Wochen veränderte sich nicht so viel an meinen Essgewohnheiten. Ich hatte alles noch im Griff und konnte viele **„Ess-Angriffe" abwehren**. Sie wurden aber immer häufiger und stärker.

▶ Erst nach der zweiten Woche war die Lust auf andere Produkte wie Kuchen, Schokolade, Kekse, Cola, Gummibärchen, aber auch auf Säfte, vor allem auf puren Apfelsaft, sehr stark und ich aß auch viel mehr, als ich gewollt und geplant hatte. Ich aß viel mehr **Weißmehlprodukte** und zu viel **Pizza** und **Nudeln** (normalerweise esse ich maximal einmal in der Woche Nudeln und vielleicht höchstens zweimal im Jahr Pizza). **Schokolade** fehlte nicht mehr in meiner Wohnung und sogar in meiner Tasche, die ich unterwegs immer dabei habe, reiste stets welche mit mir. Oft musste ich sehr spät abends, vor dem Zubettgehen oder sehr früh, sofort nachdem ich aufgestanden war, zuerst Schokolade essen. Ich aß nicht wie früher nur ein Stück, sondern in wenigen Minuten eine ganze Tafel.

Droge: Zucker

▶ Mein **Salzkonsum** war höher. Ich aß sehr viele Chips, zu viele gesalzene Nüsse, alle zwei Tage war eine 200 Gramm Dose leer (normalerweise esse ich in einem Monat höchstens zwei Dosen geröstete und gesalzene Erdnüsse).

▶ Mein **Milchkonsum** erhöhte sich, besonders durch Joghurt (fast jeden Tag, normalerweise kann ich monatelang auf Joghurt verzichten). Ich aß in dieser Zeit so viel Eis, wie in den drei Jahren davor zusammen (normalerweise esse ich maximal 10 Mal im Jahr Eis und dann jedes Mal höchstens eine Kugel).

▶ Erstaunlich war, dass ich wenig Lust auf **Obst** hatte und wenig **Gemüse** aß.

Fazit: Zucker wirkt appetitanregend und brachte mich dazu, generell mehr zu konsumieren und mich schlechter zu ernähren.

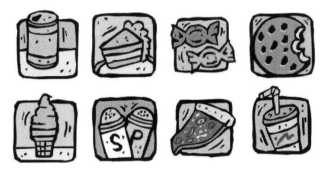

Droge: Zucker

Körperliche Auswirkungen:

▶ Ich nahm in den ersten zwei Wochen **1,3 Kilo zu** und während der ganzen Phase **4,8 Kg**. Es dauerte 3 Monate, bis ich wieder zurückehren konnte zu meinem alten Gewicht.

▶ Mein **Bauchumfang** nahm zu

▶ Ich bekam viele **Pickel** im Gesicht

▶ Ich **stank** aus dem Mund

▶ Kurzer Antrieb und dann schnelle **Müdigkeit**

▶ Ständiger **Hunger**

▶ Stärkere **Zahnschmerzen**

▶ **Blähungen**

▶ Die **Körpertemperatur** ging oft hoch und auch heute noch fange ich an zu schwitzen, wenn ich im Sommer weiße Schokolade esse.

▶ **Herz-Kreislaufbeschwerden**. Ich hatte den Eindruck, dass mir zu schnell die Luft wegblieb und mein Herz zu schnell raste, wenn ich nur die Treppe hinaufstieg.

▶ Verminderte **Aufmerksamkeit**

Droge: Zucker

Wenn ich mich hätte ärztlich untersuchen lassen, hätte man sicher noch mehr **Probleme** an meiner Leber, meinem Herzen und meinen Nieren erkennen können.

Fazit: Ich fand so heraus, dass Zucker **dick** macht und den **Stoffwechsel** stark negativ beeinflusst und dass die Art und Quelle von Kalorien auch entscheidend dafür ist, ob man zunimmt oder nicht, denn obwohl ich in den ersten zwei Wochen allgemein weniger Kalorien zu mir nahm, habe ich dennoch zugenommen. Beweis dafür, dass Kalorien nicht gleich Kalorien sind und dass die wissenschaftliche Annahme, man würde zunehmen, wenn man eine positive Energiebilanz hat, das heißt mehr Kalorien zu sich nimmt, als der Körper braucht, so nicht stimmt.

Mehr darüber, dass Kalorien nicht gleich Kalorien sind, liest du in den Büchern von indayi edition:

„**Abnehmen mit Charme**" (ISBN 978-3-946551-48-5)

„**Das Essens-Drama**" (ISBN 978-3-946551-44-7)

„**Fettwampe? Ja aber richtig!**" (ISBN 978-3-946551-47-8)

„**Nutrazeutika**" (ISBN 978-3-946551-49-2)

Droge: Zucker

Psychisch geschah das Erstaunlichste:

Es wird uns durch Medien und Werbung und sogar von manchen Ernährungsexperten gesagt, dass **Schokolade** einen Stoff enthält, der **glücklich** macht. So stellt uns die Lebensmittelindustrie ihren Teil der Wahrheit dar und animiert uns, Schokolade und andere Süßigkeiten zu essen. Mein Experiment bewies mir, dass nicht ein magischer bzw. besonderer Stoff dieses **High-Gefühl** erzeugt, sondern der **Zucker** und dieser Zucker veränderte und manipulierte meine Stimmung stark.

Wie Zucker mein Gehirn manipulierte und mich somit konditioniert, meine Gefühle kontrollierte, ohne dass es mir zuerst bewusst war

Nach nur einer Woche intensiven Konsums von Zucker wurde ich immer **nervöser**, gereizter, unruhiger, schneller gestresst. Meine Toleranzgrenze sank immer tiefer ab und ich bekam immer schneller und regelmäßiger leichte **Wut- und Aggressionsattacken**, die sich schnell verbesserten, wenn ich Zucker zu mir nahm, aber kurz darauf kamen diese Gefühle wieder und immer

Droge: Zucker

regelmäßiger. Ich war schneller **aufgeregt**. Ich fühlte mich immer **unwohler** und negativer, **jämmerlicher**. Das machte mir mehr zu schaffen als die körperlichen Probleme und ich wusste nicht warum.

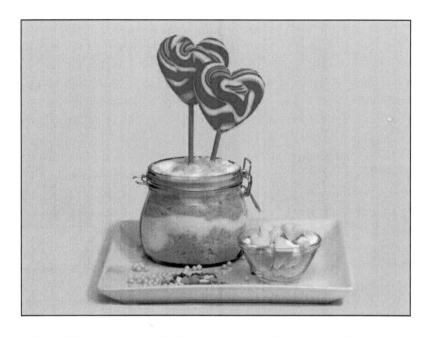

Jedes Mal, wenn ich Zucker zu mir nahm, war ich zuerst so glücklich, aber nach kurzer Zeit müde, schwach, schlecht gelaunt und unruhig. Das schöne Gefühl dauerte immer kürzer. Und das schlechte Gefühl danach überwog. Ich fühlte mich schlechter, erregter und nervöser, mein Herz schlug schneller und ich fing an zu schwitzen und wollte noch mehr Zucker. Ein Freund von mir, der Arzt ist und mit dem ich viel redete und ihm von den Symptomen erzählte, sagte mir, dass dies mit der erhöh-

Droge: Zucker

ten Ausschüttung von Insulin zu erklären ist. Mein Zuckerverbrauch führe zu einer **Hypersekretion von Insulin**, so sagte er. Zuerst fühlte ich ein Glücksgefühl. Aber da die Menge des Zuckers zu viel sei, würde auch viel Insulin produziert und das führe dazu, dass der Zuckerspiegel im Blut zu tief abfiele, was diese Gefühle von Unruhe, Angst, Wut, Müdigkeit, Antriebslosigkeit, Nervosität und Schwäche hervorriefe. Man hätte dann wieder ein starkes und heftiges Verlangen nach noch mehr Zucker.

Ich war in einem Teufelskreis der Sucht gefangen.

Ich aß also immer mehr Zucker und nach zwei Wochen war ich voll auf Schokolade, die mich nun überallhin begleitete. Ich musste manchmal nachts aufstehen, weil ich dachte, ich müsste Pipi, aber tatsächlich wollte mein Gehirn nur Zucker und ließ mich glauben, dass ich zur Toilette musste, nur damit ich aufstehe und esse. So passierte es, dass ich um 3 Uhr nachts aufstand und Schokolade aß. So groß war die Sucht, dass ich aufwachte, um auf die Toilette zu gehen – das war bemerkenswert. Normalerweise passiert es selten, dass ich nachts aufstehe, aber jetzt passierte es zu oft und manchmal sogar zweimal in einer Nacht. So fiel mir das erste Mal auf, wie mein Gehirn mich „belog". Um mich zum Aufstehen zu zwingen, gab es mir das Signal, meine Blase wäre voll. Aber tatsächlich, ging es um Süßes.

Droge: Zucker

Wenn es keine Schokolade gab, nahm ich einfach einen Teelöffel Zucker oder Nuss-Nougat-Creme in den Mund und ging wieder schlafen.

Ich wurde langsam **umprogrammiert** und mein Körper wurde im Stillen konditioniert. Ich bemerkte, dass diese negativen Stimmungen und ihre Symptome sich schnell verbesserten und verschwanden, sobald ich wieder Schokolade zu mir nahm.

Je mehr Schokolade ich aß, desto länger hielt das schöne und positive Gefühl.

Ich maß das Zeitintervall zwischen dem Verzehr von Schokolade und dem Unwohlfühlen. Ich stellte fest, dass das Intervall immer kürzer wurde und die **negativen Gefühle** immer **intensiver**. Ich deutete es so: Es ging mir schneller schlechter, damit ich meinem Körper so oft wie möglich Süßes gab. Die Unbeständigkeit in mir ließ das Gehirn nach noch mehr Süßem suchen, um sich zu beruhigen.

Droge: Zucker

> **Kurz gesagt: Mein Gehirn ließ mich immer häufiger und intensiver gereizt, traurig, unzufrieden, wütend sein, wissend, dass ich in diesem Zustand nach Süßigkeiten greifen würde.**

Zuckerfreie Schokoladen „besänftigten" mich nicht und lösten in mir keinen Glücksrausch aus

Um zu prüfen, ob es in Schokolade wirklich etwas anderes als Zucker gäbe, das unser Gehirn veranlasst, uns ein befriedigendes Gefühl zu schenken, entschied ich mich, wenn es mir schlecht ging oder wenn ich wieder nachts aufstand, nur **Schokolade ohne Zucker** zu essen. Es soll laut manchen wissenschaftlichen Studien funktionieren, da es am **Kakao** in der Schokolade liegen soll. Nur enthalten die meiste Schokoladen kaum Kakao, deswegen war es sehr wichtig zu testen, was mein High verursachte.

Ich kaufte mir dunkle Schokolade mit **72% Kakao, zuckerfrei**, und wartete, dass meine Laune wieder trüb wurde, um mich damit zu dopen und wieder gute Laune zu bekommen. Bald kam

Droge: Zucker

auch die schlechte Laune angerannt und ich freute mich so darauf, wieder Schokolade zu essen. Nachdem ich nach und nach die ganze Tafel in zwei Minuten gefressen hatte, passierte leider nichts. **Nichts änderte sich.** Ich wechselte und nahm eine Vollmilchschokolade und kurze Zeit später war ich wirklich glücklich. Ich fühlte, wie ich mir sagte: „Na endlich, hmm lecker!" Ich war so zufrieden wie ein Kind. Ich wiederholte diesen Versuch mit der Schokolade ohne Zucker in vielen Situationen. Das Ergebnis war klar: Schokolade mit Zucker wirkte schneller und effektiver auf die Stimmung als Schokolade mit viel Kakao und ohne Zucker.

> **Das bedeutet, Zucker und das Süße sind die Stoffe in Schokolade, die uns ein wohliges Gefühl geben und bei manchen Menschen Glückgefühle auslösen. Je süßer, desto wirksamer.**

Bis heute, fünf Jahre später, schafft Schokolade ohne Zucker es nicht, mich in diese Zustände zu versetzen. Lust auf Schokolade

Droge: Zucker

hat bei mir mit Zucker zu tun und nicht mit dem Kakao (lies in Kapitel 3.7, wie Zucker abhängig macht und du wirst es verstehen). Dieses High und der Glücksrausch, nachdem wir Schokolade gegessen haben, kommen vom Zucker.

Nachdem ich es aus der Sucht geschafft hatte, nach ca. vier Wochen, verschwanden auch alle Symptome. Nur mein altes Gewicht zurückzubekommen, das dauerte länger, denn ich wollte alles ohne Diät schaffen, nur dadurch, dass ich zu meinen alten Essgewohnheiten zurückkehrte.

> **Der Entzug, auch wenn er länger gedauert hat, zeigt, dass jeder aus dieser Zuckerabhängigkeit aussteigen kann.**

3.9. Wo findet man versteckte Zucker?

3.9.1. Im Trinkwasser und in Bier

„Süßstoffe werden nach dem Verzehr vom menschlichen Körper ausgeschieden und gelangen auf diese Weise in die Umwelt. Ihre dortigen Auswirkungen sind derzeit noch nicht absehbar. Manche Süßstoffe werden in Kläranlagen nicht abgebaut. Die Stiftung Warentest verwendet deshalb den Nachweis von Süßstoffen im Mineralwasser als Indikator für oberirdische Verunreinigungen: Werden Süßstoffe im Mineralwasser nachgewiesen, deutet das darauf hin, dass Mineralwasserquellen nicht genügend geschützt sind und Wasser aus oberen Schichten eindringt." Auszug aus Wikipedia.

In **Bier** findet man Zucker in Form von Maltose, auch wenn das Bier nicht süß schmeckt. Maltose, auch **Malzzucker** genannt, ist ein wichtiger Bestandteil von Bier, da er beim Keimen von Getreide (zum Beispiel Gerste) entsteht. Maltose ist ein Zweifachzucker, der beim Abbau von Stärke gebildet wird und aus zwei Einheiten Glucose besteht.

3.9.2. In Fertiggerichten, Chips und Brot

Man findet Zucker auch in Nahrungsmitteln, bei denen man ihn nicht direkt erwartet:

Salatdressings, Fertigsaucen, Fertigsuppen, Ketchup mit bis zu 25% Zucker, Nudelsaucen, Wurst, Dipsaucen, Essiggurken, Tomatensauce, Käsemischungen, Kentucky Fried Chicken, alle McDonald's Gerichte, Hamburger, Chips, Döner, in vielen asiatische Gerichten, in Marinaden, in allen Fertiggerichten. Auch vorgefertigte Pommes aus dem Tiefkühlfach, bereit zum Frittieren, enthalten Zucker.

Zucker ist auch ein wichtiger Bestandteil von ganz normalem **Brot**.

Wer denkt schon an Zucker in **Chips**? Sie sind doch so salzig? Falscher Eindruck. Diese stark gesalzenen Lebensmittel sind nur genießbar, weil sie auch voll verzuckert sind. Die Mischung aus **Zucker** und **Salz** lässt uns immer weiter **Lust** haben, zu essen.

3.9.3. In fettarmen (Light) Produkten

Wenn **Fett** reduziert oder entnommen wird, fehlt oft der Geschmack. Es schmeckt alles nicht mehr so gut, denn Fett ist ein **Geschmacksträger**. Damit es dennoch schmeckt, wird das Fett durch künstliche **Zucker** und Salz ersetzt, die am Ende sogar mehr **Kalorien** zusammenbringen, als das Produkt mit dem ursprünglichen Fettgehalt hätte.

3.9.4. In Medikamenten und Zahnpasta für Kinder

Zwar wird uns ausdrücklich gesagt, dass **Zahnpasta** kein Zucker enthält. Aber es wird nicht gesagt, dass man damit nur Zuckerarten wie den raffinierten Zucker meint. Allein, dass auf manchen Zahnpasta-Tuben steht „Ohne Zucker", zeigt, dass Zucker in vielen anderen vorhanden sind.

In vielen Zahnpasten sind sehr wohl Zucker enthalten (chemische Zucker wie **Dextrose**, künstliche **Süßstoffe** wie **Saccharin**, das viel süßer ist als herkömmlicher Zucker, **Aspartam**, **Stevia**. **Xylit** und Zuckeraustauschstoffe wie **Sorbit**, das bekanntlich Karies fördert). Haben wir uns schon einmal gefragt, warum es Kinder gibt, die gerne Zahnpasta essen? Kinder werden dazu

Droge: Zucker

angehalten, nach dem Verzehr von Süßigkeiten die Zähne zu putzen, um den Zucker zwischen den Zähnen zu entfernen. Dazu werden Kinderzahnpasten benutzt, die voll Zucker sind. Wer kann bitte die Logik dahinter verstehen? Klar, dass es nicht auf den Verpackungen steht, dass die Zahnpasta Zucker enthält. Es werden **E-Nummern** benutzt, die kaum ein Mensch im ersten Moment bewusst als Zucker erkennt.

Manche **Medikamente** erhalten so viel Zucker, dass sie sogar neue Krankheiten wie **Diabetes Typ 3** verursachen und süchtig machen. Einige Medikamente haben einen Einfluss auf die Insulinausschüttung oder hemmen die **Insulinwirkung**.

Medikamente wie Cortison, Thiazide, Furosemid, Diazoxid, auch manche Antidepressiva, können zu einer **Blutzuckererhöhung** führen.

In Medikamenten für Kinder findet sich Zucker in besonders hoher Dosierung.

3.10. Zucker in Getränken: 18 Stück Würfelzucker in einer Dose Cola

3.10.1. Tee, Eistee

Man darf nicht vergessen, dass Tees ebenfalls Kalorien enthalten können. Zwar sind es meist zu wenige, um dick zu machen, aber wenn man zu viel davon trinkt, summiert sich die kleine Menge mit den anderen aufgenommenen Nahrungsmitteln am Ende des Tages und das kann dann ebenfalls zu Fettleibigkeit führen.

Viele Menschen trinken am Tag tassenweise **Tees mit Zucker**, **Sahne** oder **Milch**. Sie schütten nur ein klein wenig hinein und glauben deswegen, dass dies nicht schlimm sei. In Wahrheit ist das schlimm, wenn man gesund bleiben, abnehmen oder nicht zunehmen möchte.

Laut http://www.kalorien-guide.de/getraenke/tee.html enthält:

- ▶ 1 Teelöffel Zucker (5g): 85kJ/20kcal
- ▶ 1 Teelöffel Kaffeesahne, 10% Fett (5g): 25kJ/6kcal
- ▶ 1 Teelöffel Kondensmilch, 4% Fett (5g): 23kJ/6kcal
- ▶ 1 Teelöffel Kondensmilch, 7,5% Fett (5g): 28kJ/7kcal
- ▶ 1 Teelöffel Kondensmilch, 10% Fett (5g): 37kJ/9kcal

Droge: Zucker

- 1 Teelöffel Kondensmilch, 7,5% Fett gezuckert (5g): 69kJ/17kcal
- 1 Teelöffel Kaffeeweißer-Pulver (5g): 115kJ/27kcal

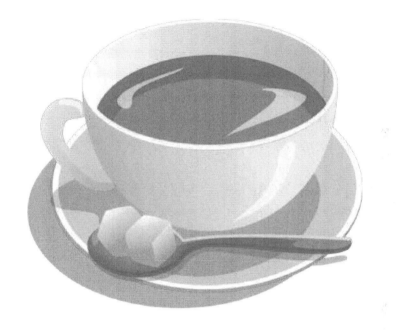

Trinkt man sechs Tassen Tee am Tag mit jeweils einem Teelöffel Zucker, ist man sehr schnell schon bei fast 500kcal, fast ⅓ oder ¼ des Kalorienbedarfs pro Tag. Das ist sehr viel, wenn man zusätzlich morgens frühstückt und mittags und abends Mahlzeiten zu sich nimmt.

Man denkt bei schlechten Getränken oft nur an Cola und Co. und vergisst eine ganz kleine, versteckte Kalorienbombe: **Eistee**.

Droge: Zucker

100ml Eistee enthalten 29-31kcal, 7 Gramm Kohlenhydrate. 1 Liter hat dann ca. 300kcal.

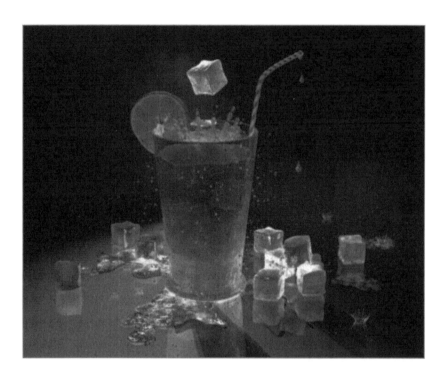

3.10.2. Softdrinks, kohlensäurehaltige Süßgetränke wie Cola und Limonaden und andere alkoholfreie Getränke

Abnehmen, gesund sein und gesund bleiben hängen nicht nur maßgeblich damit zusammen was man isst, sondern auch was man trinkt.

Der Konsum von **zuckerhaltigen Softdrinks** wie Cola und Limo, Isodrinks, Energydrinks oder Proteindrinks macht nicht nur dick und fett, er verursacht auch viele Krankheiten wie Diabetes, Krebs, das metabolische Syndrom, Herz-Kreislauf-Beschwerden usw. **2010 starben 184 000 Menschen** durch zu süße Getränke, so fanden Forscher heraus, darunter rund 133000 an Diabetes, 45000 an Herzkrankheiten und 6450 an Krebs.

Droge: Zucker

36 Zuckerwürfel pro Liter

Cola enthält ca. 42 Kalorien (kcal) pro 100 Milliliter, in einer 0,5-Liter-Flasche sind umgerechnet 18 Stück Würfelzucker.

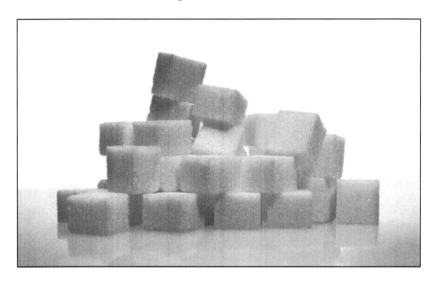

Sämtliche Sprudelgetränke und Softdrinks sowie Limonaden enthalten kaum wertvolle Inhaltsstoffe, besitzen aber viel zu viel Zucker, der den Tagesbedarf weit übersteigt: Bis zu zehn Teelöffel pro Dose oder etwa **36 Zuckerwürfel pro Flasche**. Bei regelmäßigem Konsum wird dieser Zucker im Körper in Fett umgewandelt und das führt zu Übergewicht und zu **Fettleibigkeit**.

In **alkoholfreien Getränken** sind tatsächlich sehr viele Kalorien versteckt, ohne dass es dir bewusst ist. Diese Getränke sind wahre **Kalorienbomben**. Auch die Light-Varianten sind nicht besser, statt Zucker enthalten sie umstrittene **Süßstoffe**, die noch schlimmere **Nebenwirkungen** mit sich bringen als der weiße Zucker und teilweise im Verdacht stehen, Krebs zu verursachen oder Nervengifte sind.

> **Diese zucker- und chemikalienhaltigen Getränke beschleunigen laut vieler Studien die Alterung der Körperzellen fast so sehr wie das Rauchen und schaden außerdem den Zähnen.**

Droge: Zucker

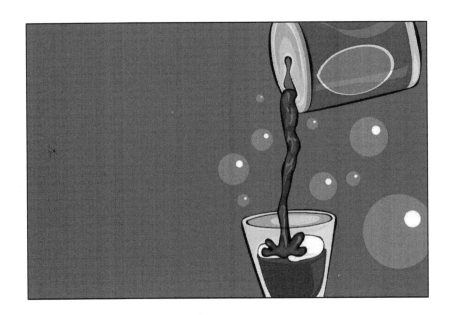

Zwei Gläser Limonade täglich schaden dem Körper genauso wie Rauchen

Einer der Hauptgründe dafür sind die hohen **Phosphatgehalte**. In Softdrinks und süßen Pop-Getränken sowie Limonaden werden meistens Phosphate als Säuerungsmittel, Säureregulatoren, Emulgatoren, Schmelzsalze und Konservierungsmittel (E338, E339) verwendet.

Droge: Zucker

Je nach Konsum kann der Körper sogar um Jahre **altern**. Eine Studie der Universität von Kalifornien, die im *American Journal of Public Health* veröffentlicht wurde, hat dies belegt. Prof. Elissa Epel und ihre Kollegen stellten einen möglichen Zusammenhang zwischen dem Zuckergetränkekonsum und der Zellalterung her. Viele Ergebnisse zeigten, dass Verbraucher von kohlensäurehaltigen Süßgetränken **kürzere Telomere** hatten (das sind die Enden unserer Erbgutfäden; sie ummanteln unsere Chromosomen und schützen sie vergleichbar mit den versiegelten Enden von Schnürsenkeln).

Forscher stellten fest, dass Menschen, die täglich mindestens 350 Milliliter zuckerhaltiger Limogetränke zu sich nehmen, körperlich um 4,6 Jahre älter sind als Menschen, die sich an Wasser oder Tee halten. Dazu steigt ab zwei Gläsern pro Woche das Risiko, an **Bauchspeicheldrüsenkrebs** zu erkranken.

Energydrinks enthalten im Vergleich zu Cola oft die dreifache **Koffein**-Menge.

Durch die Kohlensäure werden außerdem mehr **Weichmacher** aus den Plastikflaschen freigesetzt und gelangen so ins Blut.

Droge: Zucker

Was passiert in deinem Körper in den ersten 60 Minuten nach dem Trinken einer Dose Cola?

Wir haben schon viel über Süßgetränke, wie z.B. Cola und Co. gelesen. Wir wissen, dass sie ungesund sind, aber wir wissen nicht wirklich, was genau mit unserem Körper passiert. Bei meinen Recherchen bin ich auf folgende Information gestoßen, die erstmalig genau und detailliert erklärt, was Cola in unserem Körper anrichtet. Der britische Gesundheits-Blogger Niraj Naik hat auf seiner Webseite „The Renegade Pharmacist" aufgelistet, was eine Dose Cola innerhalb nur einer Stunde im Körper anrichtet. An diesem Beispiel wird gezeigt, wie Fructose und kohlensäurehaltige Getränke uns mehr zerstören und fetter machen, als die sogenannten gesättigten Öle.

Wenn du eine Dose Cola trinkst oder ein ähnliches, zucker- und koffeinhaltiges Getränk, dann passiert laut Niraj Naik Folgendes in deinem Körper …

Droge: Zucker

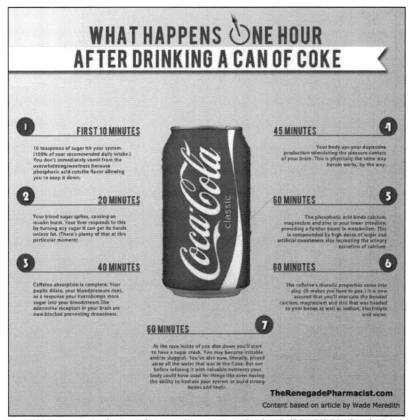

http://therenegadepharmacist.com/wp-content/uploads/2015/05/coke1hr3.jpg

1. **In den ersten 10 Minuten** wird der Körper von zehn Teelöffeln **Zucker** überschwemmt, die in deinen Körper einschlagen (das sind 100% der empfohlenen Tagesdosis.) Diese überwältigende Süße löst nur deswegen keinen Brechreiz aus, weil **Phosphorsäure** den Geschmack mildert.

Droge: Zucker

2. **20 Minuten:** Dein **Blutzucker** erreicht den Höhepunkt, was die Ausschüttung großer Mengen Insulin verursacht. Deine Leber reagiert darauf, indem sie jeden Zucker, den sie in die Finger bekommt (und davon ist ja gerade mehr als genug vorhanden) in Fett umwandelt.

3. **40 Minuten:** Du hast das **Koffein** jetzt komplett aufgenommen und es zeigt seine Wirkung: Deine Pupillen verengen sich, dein **Blutdruck** steigt und als Reaktion darauf kippt die Leber noch mehr **Zucker** in deinen Blutkreislauf. Die Adenosin-Rezeptoren in deinem Gehirn werden blockiert, was Schläfrigkeit verhindert.

4. **45 Minuten:** Dein Körper steigert die **Dopamin**-Produktion, was das Belohnungszentrum des Gehirns anregt – genauso funktioniert übrigens Heroin.

5. **60 Minuten:** Die **Phosphorsäure** bindet Kalzium, Magnesium und Zink im Darm und kurbelt dadurch den Stoffwechsel an. Das wird vom hohen Zuckergehalt und künstlichen Süßstoffen weiter vorangetrieben – d.h. noch mehr Nährstoffe landen im Urin.

6. **60 Minuten:** Die harntreibenden Eigenschaften von **Koffein** machen sich bemerkbar: Du musst auf's Klo und scheidest das Kalzium, Magnesium und Zink aus, das eigentlich deine

Droge: Zucker

Knochen gebraucht hätten. Außerdem verliert dein Körper Natrium, Elektrolyte und Wasser.

7. **60 Minuten:** Die Achterbahnfahrt in deinem Körper kommt langsam zum Ende und der **Zuckerpegel** im Blut stürzt rasant ab: Du wirst müde und gereizt. Und du hast jetzt alles in der Cola enthaltene Wasser ins Klo befördert und zwar nachdem es dein Körper mit den ganzen wertvollen Nährstoffen angereichert hat.

In den nächsten paar Stunden (wenn du Raucher bist, dann wahrscheinlich schon nach spätestens zwei Stunden) folgt dann auch noch der **Koffeinabsturz**. Es ist nicht speziell die Cola, die der Feind ist, sondern die explosive Mischung von **extrem viel Zucker, Phosphorsäure und Koffein** – und die findet sich in fast jedem Limonadengetränk. Wir sollten eigentlich alle die Gesundheitsrisiken dieser Getränke kennen, weil die Mischung von Zucker, kohlensäurehaltigem Wasser und Zusatzstoffen wie Phosphorsäure und Salz viel zu viel Säure in unserem Körper produziert.

Droge: Zucker

> **Ab und an mal ein Glas Cola richtet keinen größeren Schaden an, wie immer ist das richtige Maß entscheidend."**

Quelle: http://www.blisstree.com/2010/06/23/mental-health-well-being/what-happens-to-your-body-if-you-drink-a-coke-right-now/

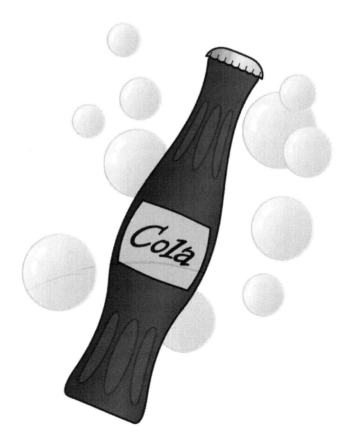

Droge: Zucker

3.11. Obst ist gut und gesund, aber zu viel Obst kann auch krank und dick machen

Obst ist und bleibt die beste und **gesündeste Alternative** bei Hunger zwischendurch – im Gegensatz zu einer Tafel Schokolade oder einem Stück Kuchen. Aber man sollte auch hier ein bisschen auf die Menge achten.

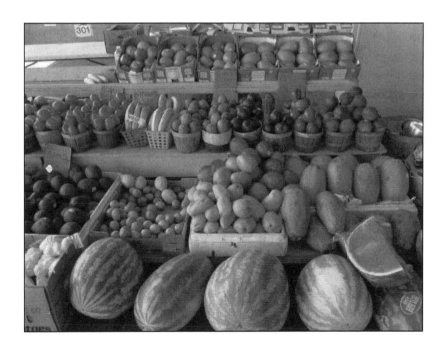

Droge: Zucker

In Kamerun wurden wir fast alle in der Mango- und Avocadozeit ein bisschen schwerer und runder. Danach gingen die Kilos wieder runter. Wir hatten viele Bäume mit diesen Früchten und aßen große Mengen davon. Man riet uns immer aufzupassen, da die leckeren Früchte nicht Ohne seien.

Apfel, Orange, Birne, Mango, Ananas, Kokosnuss und Co. sind super **gesund und lecker**, aber ihr Verzehr kann leider auch unangenehme Folge haben, wenn man sie zu oft zu sich nimmt. Sie können sogar fett machen, denn in den Früchten verstecken sich ebenfalls Kohlenhydrate und **Fruchtzucker** (Fructose).

> **Obst allein macht außerdem nicht richtig satt und wir tendieren dann dazu, zu viel davon zu essen und somit befördern wir viel Zucker in unseren Körper.**

Dazu kann **Fruchtzucker** (wenn er in großen Mengen vorhanden ist) im Gehirn ein **Hungergefühl auslösen** bzw. er führt nicht dazu, dass das Gehirn uns sagt, dass wir satt sind. Man neigt

Droge: Zucker

deswegen dazu, noch mehr zu essen, obwohl man keinen Hunger hat. So kann man mit Obst viele **Kalorien** ansammeln und dabei gegen die gute Absicht handeln, abzunehmen.

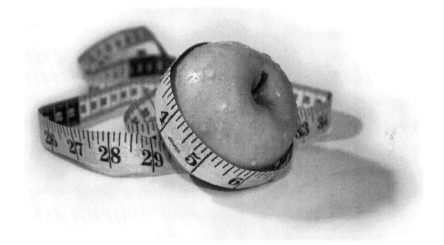

Eine andere Gefahr sind die **Chemikalien**, mit denen das Obst heute behandelt wird. Viele dieser Chemikalien stören den **Fettstoffwechsel**.

Wie ich schon mehrfach erwähnte, gilt auch hier das Mantra: „Die Dosis macht das Gift."

3.11.1. Reine Fruchtsäfte

Viele wissen es nicht. Gemessen an den enthaltenen Kalorien ist zum Beispiel **Apfelsaft** gefährlicher für die schlanke Linie als **Bier**: 100ml Pils enthalten ca. 42kcal während Apfelsaft bei der gleichen Menge 47kcal enthält.

Reine Säfte und frisch gepresste Säfte sind **gesund** und haben sehr viele **Nährstoffe**, können aber auch krank und dick machen, wenn man sehr viel davon trinkt oder isst. Man sollte ihren Zuckergehalt keineswegs unterschätzen. Fruchtzucker steht Haushaltszucker in nichts nach.

Apfelsaft ist im direkten Vergleich kalorienreicher als Cola!

Darüber hinaus enthält Saft **kaum Ballaststoffe**. Das führt dazu, dass der Blutzuckerspiegel schnell ansteigt und so wird Fett eingelagert. Durch den raschen Anstieg des **Insulinspiegels** wird man außerdem schneller wieder hungrig und dadurch isst man mehr.

Droge: Zucker

Säfte können auch krank machen. Nehmen wir zum Beispiel Orangensaft. Bei frischem Orangensaft werden viele Orangen samt Schale gepresst und erst dann gefiltert. Das Problem ist, dass die Früchte selbst wochen- und monatelang mit verschiedenen Chemikalien gespritzt und behandelt wurden, wie z.B. mit Pestiziden. Obwohl sie gewaschen werden, gelangen Reste dieser Chemikalien in den Saft und somit in unseren Körper, mit den Folgen, die wir uns vorstellen können.

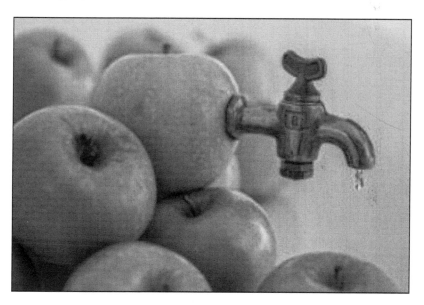

Säfte können außerdem laut mehrerer Studien ein **Diabetes-Risiko** bergen, wenn man viel davon trinkt, wie eine Studie der *Harvard School of Public Health* 2013 bewies. Grund hierfür ist die Struktur der Fruchtsäfte.

Droge: Zucker

> **Beim Übergang vom Obst zum Saft gehen die Ballaststoffe verloren und der Fruchtzucker im Saft geht schneller und komplett ins Blut und erhöht so den Blutzucker stärker, als wenn man das Obst isst.**

Hinzu kommt bei vielen Menschen eine **Unverträglichkeit** von **Fruchtzucker** (Fructose). Immer mehr Menschen leiden darunter, ohne dass die Ärzte die Krankheit identifizieren.

Bei den Betroffenen ist die Aufnahme von Fruchtzucker schmerzhaft. Die Fructose landet unverdaut im Dickdarm und verursacht Bauchschmerzen, Blähungen, Durchfälle, Übelkeit und sogar Depressionen, Kopfschmerzen, Infektionsanfälligkeit und einen Mangel an bestimmten Mikronährstoffen, wie z.B. Folsäure und Zink, wenn die Intoleranz jahrelang nicht behandelt wird.

Droge: Zucker

Bei Fructoseintoleranz sind folgende Lebensmittel verboten:

- ▶ Die meisten **Früchte** (Trauben, Orangen, Äpfel, Mangos usw.) und alle Produkte, die daraus hergestellt sind
- ▶ **Trockenfrüchte**
- ▶ **Honig, Marmelade, Schokolade, Süßigkeiten** usw.
- ▶ **Fertigprodukte**, die Zucker enthalten könnten
- ▶ **Diabetikerprodukte**
- ▶ **Süßstoffe**: Sie hemmen die Aufnahme der Fructose aus dem Darm zusätzlich und verschärfen folglich die Fructoseintoleranz

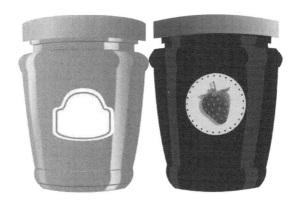

3.12. Auch sehr gesunde Lebensmittel enthalten Zucker

Dass ein Lebensmittel gesund ist, heißt nicht, dass es nicht dick und krank machen kann!

Viele Menschen kommen in mein Ernährungscoaching und beklagen sich, dass sie nur **gesunde Lebensmittel** essen, oft auch noch ausschließlich in **Bioqualität**, sie aber dennoch kein Gewicht verlieren oder gar Gewicht zulegen. Sie dachten, sie seien **krank**, ihre Schilddrüse würde nicht richtig funktionieren. Sehr schnell habe ich festgestellt, dass die Lebensmittel, die sie zu sich nehmen, verantwortlich dafür sind, auch wenn sie sehr gesund sind.

Zum einem lag es an der **Mischung** der Lebensmittel, zum anderen an der **falschen Zeit**, diese zu essen und außerdem an der **Menge**.

Wenn man zwei- oder dreimal am Tag neben einzelnen Nüssen noch Vollkornbrot mit einer dicken Schicht Erdnussbutter oder Mandelbutter darauf isst, dazu noch täglich ein bis zwei Avocados, dann kann man nicht davon ausgehen, dass man kein Gewicht zunehmen wird, auch wenn alle Lebensmittel an sich sehr gesund sind. Es geht auch um **Kalorien**! Wenn sie zu viele sind, dann werden die Überschüsse in den Fettdepots eingelagert.

> **Nur weil Nüsse sehr gesund sind, kann man sie nicht als Snack um 22 Uhr abends essen und glauben, das würde unseren Fettzellen nichts ausmachen.**

In normalen Mengen genossen haben gesunde Lebensmittel auch gesundheitsfördernde Effekte und bauen sehr effektiv Fett ab. Allerdings werden sie mit der Zeit, bei regelmäßigem Verzehr von großen Mengen, dem Körper eine Last, denn sie führen dazu, dass der Überschuss an Kalorien, die der Körper nicht schnell verbrennen kann, als Fett deponiert wird und man zunimmt.

Die Dosis macht das Gift!

Deine Notizen:
Was wirst du ab heute für dich tun bezüglich
Zucker - was stellst du in deiner Ernährung um?

4. DROGE: SALZ

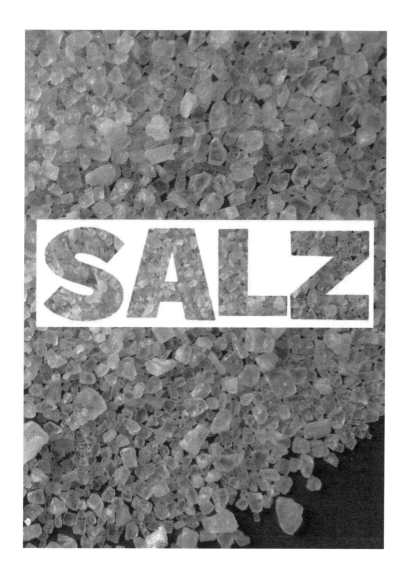

Droge: Salz

Künstliche Salze

In Industrieländern essen Menschen bewusst oder unbewusst und vor allem indirekt tendenziell **zu viel Salz**. Offizielle Studien sprechen von durchschnittlich zwölf Gramm pro Tag (inoffiziell sind es aber weit mehr als 12 Gramm am Tag), also doppelt so viel, wie die Deutsche Gesellschaft für Ernährung empfiehlt. Und dies hat **negative Folgen** für die Gesundheit.

Salz ist gesund und notwendig für den Körper, aber nicht die **industrielle Version** des Salzes, die als **Kochsalz** (Chemikalie auf Basis von Natriumchlorid) in Supermärkten verkauft wird. Im nächsten Kapitel liest du, warum das so ist. Diese Salzversion ist eine **Belastung** für den Körper. Zahlreiche Studien belegen, dass ein **zu hoher Kochsalzkonsum** (besonders der reinen, raffinierten Salze) nicht nur das Wasser aus den Zellen zieht, was dazu führt, dass der Mensch innerlich austrocknet, sondern zu Krankheiten und Sucht führen kann.

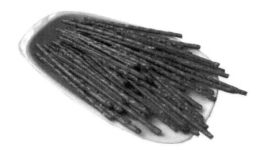

4.1. Salz: Was es ist, warum und wie es krank macht

> **WICHTIG:**
> Salz in der Ernährung ist gut und gesund, normale Mengen kann der Körper gut abfangen und erfolgreich verwerten. Es tut ihm gut. Salz wird für das reibungslose Funktionieren des Körpers benötigt: Übertragung von Nervensignalen, Muskelkontraktion und Nierenfunktion. Salz regelt mit Kalium den Wasserhaushalt des Körpers. Es bestimmt die Verteilung des Körperwassers und die Bewegungen des Wassers im Körper. Ein Überschuss an Salz im Körper wird durch die Nieren zusammen mit der erforderlichen Menge Wasser filtriert und ausgeschieden.

Droge: Salz

Gefährlich wird es, wenn regelmäßig zu viel Salz benutzt und viel Salziges gegessen wird

Das Salz, das für die Ernährung verwendet wird, nennt man **Speisesalz** und es besteht hauptsächlich aus **Natriumchlorid**. Es ist das Natriumsalz der Salzsäure mit der chemischen Formel NaCl. Natriumchlorid kommt in großer Menge in der Natur vor (im Meer, als Mineral Halit usw.). Salz wird hauptsächlich aus **Steinsalz** und **Meersalz** gewonnen.

Dieses Salz ist für Menschen und Tiere der wichtigste **Mineralstoff**. Der Körper eines erwachsenen Menschen enthält etwa 120 bis 350g Kochsalz. Wir verlieren täglich 3–20 Gramm Salz und deswegen ist eine regelmäßige Zufuhr von außen **lebenswichtig**, denn der Körper kann selbst kein Salz produzieren.

Das Kochsalz, das als Speisesalz benutzt wird, das Salz, das im Supermarkt erhältlich ist, hat nichts mehr mit den naturbelassenen Salzen zu tun. Das ganz normale billige Speisesalz, das wir zum Kochen benutzen und dass in allen industriellen Gerichten und Fertiggerichten zu finden ist, ist tiefgreifend industriell verarbeitet, gebleicht, bei hohen Temperaturen gesiedet und raffiniert. Zusätzlich enthält es Chemikalien, wie Alumini-

Droge: Salz

um(hydr)oxid oder Kaliumhexacyanidoferrat, Jod- und Fluorverbindungen, sowie Natriumnitrit, das in Wurstwaren benutzt wird und das nachweislich **krebserregend** ist.

Das hochgelobte Salz aber, das in unserem Körper vorhanden ist und das unseren Körper tagtäglich mit der Nahrung aufnehmen sollte, hat mit diesem künstlichen Speisesalz (Chemikalien aus Natriumchlorid) nichts mehr zu tun.

Gerade dieses Salz verbrauchen wir *en masse*, weil es einfacher und billiger herzustellen ist. Das Salz, das man in der **Natur** findet, ist selten isoliert und besteht nicht nur aus NaCl. Darin sind noch weitere **Mineralstoffe** enthalten wie z.B. Kalium, Magnesium, Selen, Silizium, Zink und viele mehr. Und diese im natürlichen Salz enthaltenen Mineralstoffe und Spurenelemente **stören die Konservierung, Lagerung und Industrialisierung** des Salzes. Somit sind sie uninteressant für die Industrie, obwohl diese für den Menschen ein Segen wären.

Magnesium und Kalium lassen das Salz nicht so gut schmecken, wie die Industrie es will. Ihr Geschmack ist leicht bitter, er würde in vielen fertigen Lebensmitteln nicht passen. Und da Magnesium außerdem Wasser anzieht, neigt das natürliche Salz auch eher zum Verklumpen. Deswegen muss dieser gute Mineralstoff raus, damit am Ende nur das reine NaCl übrigbleibt. Die Le-

Droge: Salz

bensmittelindustrie verdient damit viel und außerdem hilft es, dem Verbraucher weitere Chemikalien unterzujubeln.

Was Salz im Körper Gutes und Schlechtes macht

Das westliche Essen ist bekanntlich sehr süß, sehr sauer, sehr milchig, weizenreich und sehr salzig. Salz findet man in fast allen Lebensmitteln und besonders in verarbeiteten Lebensmitteln und Fertiggerichten, die meistens eine hohe Energiedichte haben. Der Körper braucht mehr Energie und mehr Arbeit, um solche Lebensmittel zu verwerten.

> **Wer viel Salz – und vor allem das industriell hergestellte, raffinierte Salz, das billig im Supermarkt zu kaufen ist – zu sich nimmt, trinkt auch viel mehr und oft gesüßte Getränke, die dick machen.**

Droge: Salz

Mehrere wissenschaftliche Studien zeigen einen direkten Zusammenhang zwischen dem übermäßigen Konsum von **Salz** und der Flüssigkeitsaufnahme, dem Trinken von zuckerhaltigen Getränken, wie z.B. Cola, Fanta, Energydrinks und dem Verzehr von fettigem und weizenreichen Essen, meistens mit hoher Energiedichte, wie z.B. Pizza, Käse, Chips usw. Was zu einem erhöhten Risiko für **Übergewicht** und **chronische Krankheiten** führt.

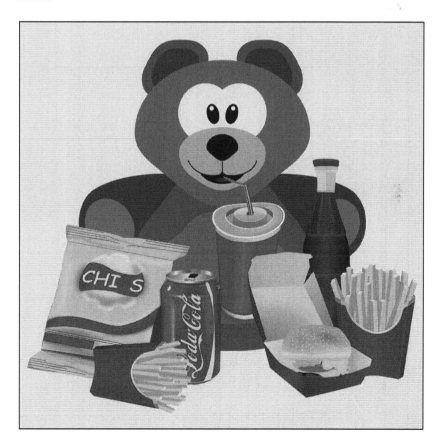

Droge: Salz

Kochsalz lässt Zellen sterben, lässt Krankheiten entstehen – Nierensteine, Blasensteine, Gallensteine, Gicht, Arthrose, Arthritis – und fördert Cellulite. Zudem wird vermutet, dass auch Alzheimer, Schilddrüsenerkrankungen, hoher Blutdruck sowie Hirn- und Herzstörungen von Industriesalz begünstigt werden.

„Wer über Monate hinweg zu viel Salz zu sich nimmt, lässt seinen Körper austrocknen und erhöht gleichzeitig den Blutdruck. Dadurch steigt das Risiko eines Herzinfarktes um ein Vielfaches" Herzspezialist Prof. Dr. Heiner auf weltderwunder.de.

Er warnt weiter: Hier in Deutschland würden ein bis drei Gramm Salz weniger im Essen pro Tag zwischen 10000 und 20000 Todesfälle im Jahr verhindern.

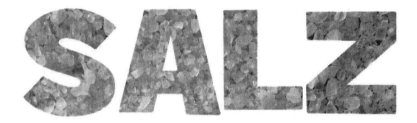

Droge: Salz

> **Da unser Körper aber selbst kein Kochsalz herstellen kann, muss er diese lebenswichtige Substanz mit der Nahrung aufnehmen.**

Ohne Salz können wir nichts tun, es wäre kaum möglich, den Körper zu bewegen oder gar zu denken, weil es sehr wichtige Mineralstoffe und Spurenelemente enthält. Es sorgt für 90 Prozent des osmotischen Drucks in den Zellen, erhält den Flüssigkeitsdruck in den Körperzellen aufrecht, regelt den Blutkreislauf, sorgt für die Reizweiterleitung in den Nervenzellen und unterstützt den Knochenaufbau. Man kann aber auch ohne das reine, künstliche Salz gut leben und Salz anderweitig aufnehmen, zum Beispiel aus Kräutern, Früchten, Nüssen, Fleisch, Wildpflanzen usw.

Gesunde Salze sind zum Beispiel: Fleur de Sel, das kostbarste und teuerste Meersalz, Steinsalz und Kristallsalz.

Droge: Salz

Künstliches Jod in Nahrungsmitteln macht krank

Jodierte Lebensmittel findet man in der westlichen Ernährung fast **überall**: Brot und viele Milchprodukte, denn Tiere werden mit jodierten Mineralfuttermischungen gefüttert; Wurstwaren, Fertiggerichte, Fastfood, Chips, manche Süßigkeiten, Gebäck; Eier, denn Hühner bekommen jodiertes Futter; und sogar Bodengemüse, denn über die Ausscheidungsprodukte aus der Tierfütterung ist der Boden belastet.

Viele Menschen werden **durch Jod krank**, ohne zu wissen, was die Ursache ist. Auftretende Krankheiten können sein: Herzstörungen, Asthma, Schlafstörungen, Depressionen, Impotenz, Akne, Bindehautentzündung.

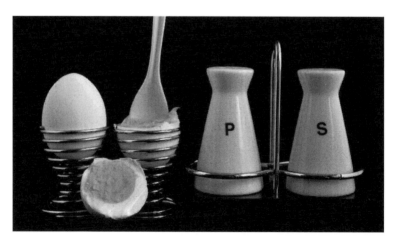

Droge: Salz

> **Woher kommt eigentlich das Jod?**
> **Das Jod, das Salz zugesetzt wird, kommt aus Salpetermischungen und aus recycelten Materialien, wie Druckfarben, Katalysatoren, Röntgenkontrast- und Desinfektionsmitteln !!**

Auch das **Fluorid** im Salz ist eine Gefahr für die Gesundheit. Bestimmte Formen von **Knochenkrebs** sollen laut http://www.zentrum-der-gesundheit.de von einer übermäßigen Fluoridzufuhr begünstigt werden.

Kochsalz enthält außerdem **Nitrite** (Natriumnitrit), die zusammen mit Eiweißen **Nitrosamine** bilden können. Nitrosamine gehören zu den aggressivsten **Krebsauslösern**. Viele Wurst- und Fleischwaren enthalten Natriumnitrit. Und nun versteht man, warum davor gewarnt wird, zu viele Wurstwaren zu verzehren.

Droge: Salz

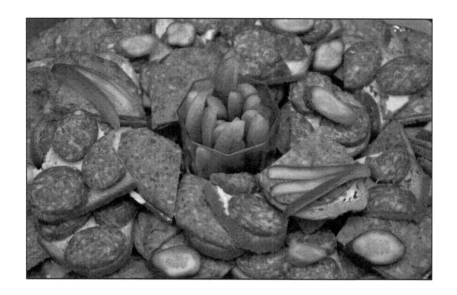

Achtung Brot: BROT und Wurstwaren können salziger sein, als Kartoffelchips. Ein belegtes Brot mit Salami und Käse kann schon mehr Salz enthalten, als die empfohlene Tagesdosis.

4.2. Verstecktes Salz in Industrie-Lebensmitteln

Die meisten Menschen merken nicht einmal, wie viel Salz sie zu sich nehmen und dass es viel zu viel ist, denn viele denken bei Salz nur an den Salzstreuer in der Hand, den wir beim Kochen benutzen. Über das Selbstwürzen nehmen wir aber nicht einmal ein Fünftel des Salzkonsums auf. Vielmehr geht die Gefahr von

Droge: Salz

verstecktem Salz in Lebensmitteln aus, da wo wir es gar nicht ahnen, auch in Lebensmitteln, die süß sind und bei denen man kein Salz schmeckt, wie z.b. Cornflakes. Sie sind Salzbomben, die wir schon am frühen Morgen unseren Kindern zufügen.

Fastfood und Fertiggerichte enthalten zu viel Salz. Wenn man zum Beispiel eine Pizza und einen Hamburger an einem Tag isst, ist der Körper schon übersalzen, ohne dass der Esser es weiß oder gar merkt.

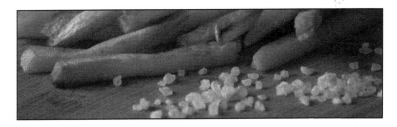

100 Gramm Hering enthalten mehr als die doppelte Menge des Salzbedarfs eines Tages.

Droge: Salz

Hauptquellen von verstecktem Salz in Lebensmitteln sind laut der Verbraucherzentrale:

▶ Brot und Brötchen (27 bis 28 Prozent der Salzzufuhr)

▶ Fleisch- und Wurstwaren (15 bis 21 Prozent),

▶ Milchprodukte und Käse (10 bis 11 Prozent)

▶ Auch in Knabbergebäck, in gerösteten Nüssen, Weißmehlprodukten, Kuchen, Brezeln, Fertigsuppen und -saucen, in manchen Schokoladen und Süßigkeiten, in Chips, Hamburgern, asiatischer Küche, Dosenessen, Salatdressings und in vielen anderen Produkten findet sich verstecktes Salz

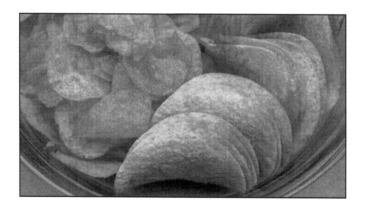

4.3. Wie Salz abhängig macht und unser Gehirn steuert

Viele Menschen essen meistens zu viel Salz und viele Studien belegen, dass sie es tun, weil es ihnen einen Lustgewinn verschafft, so wie Drogen es tun, wie Forscher 2011 herausfanden.

Alles spielt sich im **Gehirn** (im Hypothalamus) ab, so wie bei Drogensüchtigen auch. Nach mehrmaliger Wiederholung des Experiments, bis es keinen Zweifel mehr gab, konnten die Forscher zweifelsfrei feststellen, dass der Konsum von Salz die **gleichen Prozesse** im Gehirn auslöst, wie die harten Drogen **Kokain** und **Heroin**. Sie stellten auch fest, dass es während des **Entzuges** Parallelen und ähnliche Symptome bei diesen Stoffen gab.

Kochsalz **befriedigt** unser Gemüt und **verleitet** uns zu Ess-Handlungen, die wir bewusst nicht unternommen hätten. Das hat die Lebensmittelindustrie sehr früh erkannt und es ist kein Zufall, dass wir viele gesalzene Nahrungsmittel serviert bekommen. Neben Chips sind auch fast alle Fastfood- und Fertiggerichte übersalzen und auch das, was wir als gesund betrachten, nämlich Nüsse und manche getrockneten Früchte sind versalzen. Die Industrie tut es nicht, weil der Körper Salz braucht, nein,

Droge: Salz

sondern weil das Salz, besonders das künstlich verwendete, unser Gehirn beeinflusst und manipuliert, damit wir noch mehr essen und so noch mehr Lebensmittel zu uns nehmen, die im ersten Moment gar nichts mit Salz zu tun haben (Süßigkeiten, süße Getränke, Weißmehl und Fett), denn Salz macht süchtig wie Drogen.

> **Im Gehirn soll Salz genauso wie Heroin und Kokain wirken. Salz und diese Drogen beeinflussen die gleichen Gene im Gehirn.**

Salz lässt das Gehirn mehr **Dopamin** und **Serotonin** ausschütten. Sie gelten als **Glückshormone** (Belohnungshormone) und sind für eine Vielzahl von psychischen Reaktionen wichtig, wie z.B. Antrieb, Wohlbefinden, Lebensfreude, Mut, Konzentration und Vergnügen, aber auch für Körperreaktionen wie zum Beispiel die Feinmotorik.

Wie Zucker aktiviert Salz das **Belohnungssystem** im Gehirn (siehe Kapitel 3.7. „Wie Zucker anhängig macht …"). Dies be-

Droge: Salz

stätigen Wolfgang Liedtke, Neurobiologe an der Duke University in Durham und Derek Denton von der Universität Melbourne.

Die Folge ist eine **negative Konditionierung** des Gehirns. Je mehr wir von den salzigen Lebensmitteln essen, umso stärker spüren wir den Belohnungseffekt: So etwas wie Lust, Rausch, Glücksgefühle. Und da wir selbstverständlich noch mehr von diesen Gefühlen haben möchten, wollen wir auch noch mehr davon essen, was diese in Folge auslöst. So essen wir nicht, was wir wirklich wollen und brauchen, nicht weil wir Hunger haben, sondern weil wir es tun müssen. Wir werden **kontrolliert** und **beeinflusst**.

> **So können und haben Lebensmittel der westlichen Ernährung die natürlichen Instinkte vieler Menschen beeinträchtigt, unter ihre Kontrolle gebracht und kontrollieren so das Bauchgefühl.**

Droge: Salz

„Drogensucht basiert auf den gleichen instinktiven Mechanismen", erklärt Liedtke und so hat das Salz unsere Instinkte fest im Griff und wir können nicht mehr so leicht von ihm lassen.

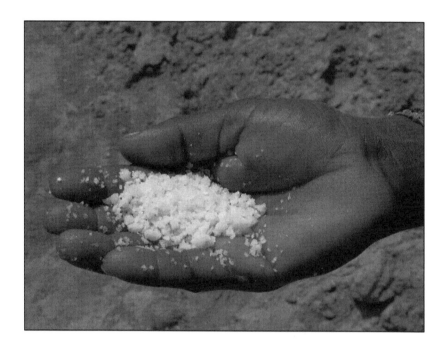

4.4. Mein Experiment

Ich habe auch mit Salz schon ein erstes Experiment gemacht, mit sehr interessanten Erkenntnissen.

Ich nahm zwei Wochen lang **jeden Tag 10-30g Salz** auf, in allen Formen: Im Essen, pur und in Getränken.

Ich stelle fest, dass es eine Verbindung gibt zwischen süß, salzig und Weißmehl. Ich aß viel mehr Schokolade, Kuchen (Berliner, Croissants) und Knabbereien (Salzstangen, geröstete Erdnüsse, Chips, Butterkekse) als früher. Nun verstehe ich viel besser, warum die Lebensmittelindustrie so oft diese drei Stoffe zusammen in ihre Produkte mischt. Salz, Zucker und Weißmehl gemischt machen noch stärker abhängig, als wenn man sie getrennt zu sich nimmt.

Weiter stellte ich fest – und dies nach nur drei Tagen – dass ich viel mehr Lust auf Getränke wie Cola, Apfelschorle oder Bier hatte als normalerweise. Generell trank ich viel mehr als sonst und verstärkt Getränke mit Kohlensäure. Die Lust auf normales Wasser war weg. Ich hatte auch mehr Lust auf Rotwein.

Ich hatte auch mehr Lust auf **fettreiche Gerichte** und auf **Fleisch**. Ich aß fast jeden Tag eine **Bratwurst** mit Brötchen, was ich normalerweise vielleicht nur 3-4 Mal im Jahr tue.

Droge: Salz

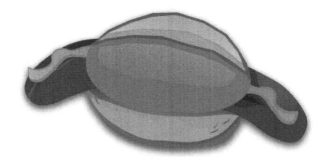

Das bedeutet, dass mein Konsum an Zucker, Alkohol und Fett generell merklich erhöht war.

Ich spürte auch, dass ich beim Sport schnell keine Luft mehr bekam, weil mein **Herz** mir **Probleme** machte. Es schlug viel schneller und hinderte mich daran, mich richtig anzustrengen.

Mein **Rücken** tat mir weh, aber es waren meine **Nieren**, die diese **Schmerzen** überallhin ausstrahlten. Die vorderen Seiten meiner **Beinknochen** taten mir wieder weh, wenn ich sie nur berührte.

Ein alter Schmerz, der eigentlich fast gar nicht mehr bzw. nur noch gelegentlich zu spüren war, war wieder intensiv da: Ein Ischias-ähnlicher Schmerz. Ein Schmerz, der in meiner Wirbelsäule anfängt und bis zu meinen Fußzehen läuft.

Wasserlassen tat mir manchmal weh. Es brannte. Ich bekam wieder Blasenentzündungen. Eine Krankheit, die ich seit Jahren nicht mehr gehabt hatte.

Droge: Salz

Ich hatte auch **Magen-Darm-Beschwerden** und leichtere Durchfälle.

Meine **Zähne** und Zahnfleisch wurden empfindlicher und reagierten schmerzhafter auf kalt und heiß.

Ich nahm in zwei Wochen fast 2kg zu.

Psychisch bemerkte ich eine wachsende **Unruhe** und **Nervosität** sowie **Konzentrationsschwäche**.

Ich hätte das Experiment noch länger machen müssen, um mehr psychische Symptome zu entdecken. Deswegen möchte ich im nächsten Winter noch einmal einen **zweiten Salz-Versuch** machen, der diesmal **4 Wochen** dauern wird.

Das Ergebnis werde ich dann anschließend mit einer neuen Auflage präsentieren.

Deine Notizen:
Was wirst du ab heute für dich tun bezüglich
Salz - was stellst du in deiner Ernährung um?

Der Körper spielt verrückt: Weißmehl-, Milch-, Zucker-, Salzprodukte und die Entdeckung von Zivilisationskrankheiten

Das Malheur der Menschen ist, dass man mit diesen Produkten **Milliardengewinne** macht.

Ich weiß, dass viele Menschen sagen, dass unsere Vorfahren schon immer so gegessen haben und deswegen denken sie, was gestern gut war, ist auch heute gut. Dann ist aber die Frage, warum wir zwar länger leben, aber an **Krankheiten** erkranken, die unsere Vorfahren gar nicht kannten? Schauen wir mal um uns herum! Schauen wir bei unserer Familie, bei unseren Verwandten, Freunden. Es ist fast eine Ausnahme, fast ein Wunder, wenn Menschen heute nicht an irgendeiner **chronischen Krankheit** leiden und oftmals an ihr sterben. Klar werden wir alle eines Tages sterben, so oder so. Aber so wie wir beim Sterben **leiden**, hat es die Natur nicht vorgesehen. Man sagt, wie man lebt, so stirbt man und so lebt man auch weiter nach dem Tod.

Du hast nun detailliert gelesen, was diese Produkte mit unserem Körper und unserer Psyche machen.

Stelle dir nun ihre Mischung vor, denn sie kommen zu uns als unzertrennliches Paket. In den meisten Produkten, die wir essen, stecken alle **zusammen** drinnen:

Milch, **Weizen**, **Zucker** und **Salz**.

Von morgens bis abends, sieben Tage die Woche, 365 Tage im Jahr, stellen wir unseren Körper ständig auf die Probe. Wir fordern ihn mit seinen ganzen mechanischen und psychischen Organen bis zum Äußersten heraus. Unser Körper ist permanent im **Entzündungsmodus**.

Man kann sich nun vorstellen, was in unserem Körper abläuft, wenn wir alles das in uns haben und auch noch in großen Mengen: Wir essen Brot mit Wurst und Käse zum Frühstück, Essen mittags Pizza oder Pasta, trinken Cola, essen nachmittags Kuchen und trinken einen Latte Macchiato dazu, abends essen wir nochmal Pasta oder Abendbrot und dazu trinken wir Cola, Säfte, Bier, essen Süßigkeiten und, und, und ……………
Alles Zucker, Weizen, Mehl, Salz.

Zu den Weizenmehlprodukten essen wir auch noch Zucker? Weizenmehl wird in Zucker umgewandelt und das Produkte ist außerdem oft schon mit Zucker „verzuckert": **Vielfache Verzuckerung**. Dazu bringen Cola oder Bier noch mehr Zucker in den Körper, wieder mehr Fett, wieder mehr Angriff auf das Gehirn. Wir überschütten unseren Körper mit **Dopamin**, mit **Insulin**, mit, mit, mit ... Das überfordert jede Maschine, egal wie leistungsstark sie ist. Das **überfordert unseren Körper** und jedes seiner **Organe**, das **Gehirn** versteht nichts mehr und kann nichts mehr richtig einordnen. Es ist viel zu viel und der Körper und die Psyche spielen verrückt. Es ist nur selbstverständlich, dass wir nur noch chronisch krank werden können und so entstehen folgende **Krankheiten** oder sie werden **gefördert** und **intensiviert** bzw. ihre **Heilung erschwert**:

➢ Gelenkschmerzen, Rheuma, Gelenkschäden

➢ chronische Entzündungen, Krebs

➢ Eisenmangel, Nährstoffmangel, Stoffwechselstörungen, Diabetes

➢ Bluthochdruck, Herzinfarkt und Schlaganfall und andere Herz-Kreislauferkrankungen, Kreislaufprobleme, Migräne, Ödeme

- Alzheimer, Depressionen, depressive Stimmungen und weitere psychische Beschwerden, chronische Antriebslosigkeit und Müdigkeit, Burnout
- Zahnschäden, Hautprobleme sowie Haut- und Atemwegserkrankungen
- Unfruchtbarkeit, Potenz- und Erektionsprobleme, Verweiblichung des Mannes, Menstruationsbeschwerden
- und vieles mehr.

Schlussfolgerung

> In der ganzen Welt haben Weizen, Milch und Milchprodukte, Zucker und Salz eine Spur der Verwüstung und des Leidens hinterlassen. Nichts, nicht einmal Krieg bringt mehr Menschen um, als diese vier Lebensmittel. Dies weiter zu verleugnen ist eine vorsätzliche, gefährliche Handlung, ein Terrorangriff auf die Menschheit, egal welcher Religion, welcher Hautfarbe, welchen Geschlechts, welcher sexuellen Orientierung. Es ist Zeit, dass dies uns bewusst wird, dass wir Folgen dieser Ernährung nicht weiter verheimlichen und dass wir uns gesund ernähren !!

Es ist nicht mehr möglich, bzw. es ist heutzutage sehr **schwierig,** ohne diese Produkte zu leben, denn sie befinden sich in fast al-

Schlussfolgerung

len Nahrungsmitteln, auch dort, wo wir sie nicht erwarten. Ich bin auch kein Fan von **„auf alles verzichten"** und ich selbst esse fast alles. Es geht darum, bei diesen Lebensmitteln **Mäßigung** zu zeigen, diese nicht mehr als Grundnahrungsmittel zu betrachten, sondern bewusst als **gelegentliche Genuss-Bereicherung** zu verwenden und sie mit vielen anderen gesünderen Lebensmitteln zu mischen.

Das heißt, sich nicht mehr exklusiv nur von Weizen, Zucker, Milch und Salz zu ernähren, sondern sie als **Zusatz** zu gesünderer Ernährung zu sich zu nehmen. Diese kleine Vorkehrung allein wird dir sehr guttun und viele deiner **Beschwerden eliminieren**, ohne dass du an Genuss verlierst. Denn **Essen** ist auch zum **Genießen** da.

Achtung: Die Informationen in diesem Buch sind Ratschläge und sollen dich nicht dazu bringen, keinen Arzt / keine Ärztin mehr aufzusuchen.

Über indayi edition

Aus einem Traum ist eine Idee entstanden und aus der Idee ist ein Verlag geworden: indayi edition, der erste FAIR Verlag!

Fair zu den Autoren
faire Literatur
für eine faire Welt

indayi edition wurde von Dantse Dantse 2015 in Darmstadt gegründet und ist somit der erste Verlag eines Migranten aus Afrika in Deutschland. Dantse kommt ursprünglich aus Kamerun und lebt seit über 25 Jahren in Deutschland, wo er auch studiert hat. Bücherschreiben ist schon lange seine Leidenschaft und mit der Zahl der veröffentlichten Bücher stieg der Wunsch nach einem eigenen Verlag, um seinem Stil und seiner unkonventionellen Art treu bleiben und unabhängig von Verlagsvorgaben und -regeln schreiben und veröffentlichen zu können.
Wir möchten unkonventionelle Literatur fördern. Alles was den Menschen helfen kann wird bei uns veröffentlicht, auch wenn es gerade kein Trendthema ist, oder sogar tabuisiert wird.
Außerdem liegt uns Literatur von Menschen mit Migrationshintergrund am Herzen – ihre Erfahrungsberichte, Romane, Erzählungen, Rezepte, ihr Blick auf die Gesellschaft, auf aktuelle Fragen, auf „die Deutschen", ihr Humor und ihre Kultur. Unser Ziel ist es, Bücher herauszugeben, die der

Verständigung zwischen den Kulturen dienen und die die Menschen dazu bringen, die Welt und sich selbst besser zu verstehen. Gute, unkonventionelle Bücher, die dem Mainstream nicht entsprechen, die aber Themen haben, die der Gesellschaft helfen.

Die Bücher von indayi sind anders
… weil wir Themen nicht oberflächlich behandeln, sondern den Sachen auf den Grund gehen
… weil unsere Autoren authentisch, einfach und leserlich schreiben und auf abgehobene Fachsprache verzichten
… weil wir uns für das Fremde interessieren, und versuchen es so darzustellen, wie es wirklich ist – ungeschönt und ohne Vorurteile, damit der Leser sich fühlt, als sei er mit dabei
… weil unsere Bücher Probleme lösen und den Menschen Halt, Hoffnung und Motivation geben und ihnen außerdem ein Lächeln schenken
… weil wir Menschen mit Migrationshintergrund eine Stimme geben
… weil wir die deutsche Sprache für Integration und Frieden zwischen den Kulturen nutzen
… weil alle unsere Kinderbücher von Kindern illustriert werden und nicht von Profis – so zeigen wir, wie Kinder die Welt und die Geschichten sehen

Wir wollen denjenigen eine Stimme geben, die sonst keine haben. Die Erfahrungen, Träume, Ideen, Fantasien, Weisheiten von Menschen mit Migrationshintergrund, ihre Einblicke in ihre Welt eröffnen uns neue, ungewohnte Sichtweisen und bereichern uns, genauso wie die Texte anderer, unkonventioneller, querdenkender Autoren.

indayi will Lustiges, Nachdenkliches, Philosophisches, Erotisches, Hilfreiches, Bewegendes, Berührendes, Wissenswertes, Spannendes, Unterhaltsames, Kontroverses, Streitbares, Erkenntnisreiches, Amüsantes, Erstaunliches veröffentlichen.
Besuche unsere Website: indayi.de
Abonniere unseren Newsletter, um immer auf dem Laufenden zu sein: https://indayi.de/newsletter/

DIFO - DANTSE IMMUN FORTE
Life & health protect energy sauce

Die therapeutische, magische Gesundheits-Sauce aus Ingwer, Knoblauch, Zwiebel, Chili und vielem mehr. Eine Sauce, die körperliche und psychische Krankheiten heilt und magisch schmeckt. Die wunderscharfe Sauce bekämpft sehr wirksam Krankheiten und macht außerdem schlank.
Eine echte Delikatesse zu Fleisch, Fisch, Käse, Weißbrot, Reis, Nudeln etc. Regelmäßig gegessen wirst du ein dauerhaftes Ergebnis und allgemeines Wohlbefinden verspüren. Diese Sauce sollte nicht mehr auf deiner Speisekarte fehlen! Sie wird auch nie mehr fehlen, sobald du sie das erste Mal probiert hast!

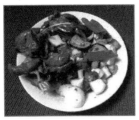 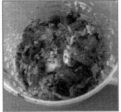 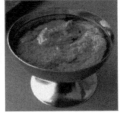

Möchtest du diese Sauce bestellen? Dann gehe auf www.mycoacher.jimdo.com!
Mehr Info über DIFO – DANTSE IMMUN FORTE findest du im Buch von Dantse Dantse
Würz Dich gesund (ISBN-13: 978-3-947003-98-3).

Die DIFO-Immun-Formel trägt zur normalen Funktion des Immunsystems bei.

DIFO enthält Vitamine A, B und C außerdem Natrium, Calcium, Kalium, Magnesium, Silizium, Schwefel, Phosphor, Iod, Eisen, Zink!

DIFO schützt deinen Körper vor Krankheitserregern und hilft dir bei sämtlichen Erkrankungen schneller gesund zu werden. Damit dein Immunsystem stark bleibt empfehle ich DIFO®:

- Mit der einzigartigen „Vital-Formel" aus bewährten Pflanzen
- Mit der Kraft der Natur
- Enthält wichtige Mineralien, die Zellen vor oxidativem Stress schützen
- Enthält bereits die Tagesdosis an Vitamin C, A und mehr
- Enthält wichtige Aminosäuren

DIFO, die leckere therapeutische Sauce zur optimalen Stoffwechsel-Harmonisierung

Weitere Bücher bei indayi edition
(Auszug)

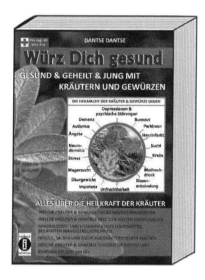
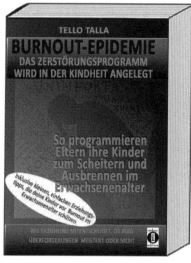
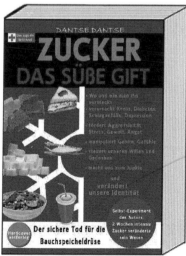
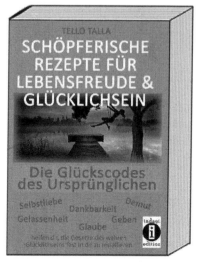

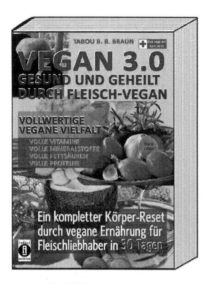
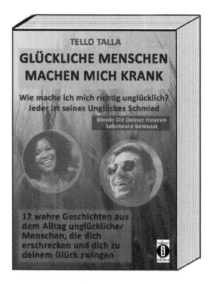
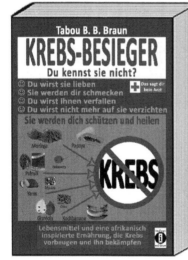
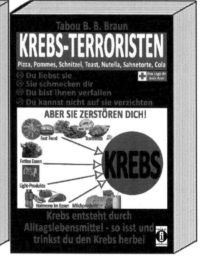

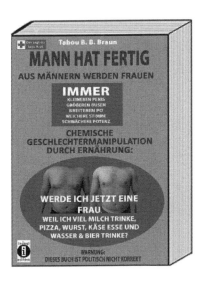
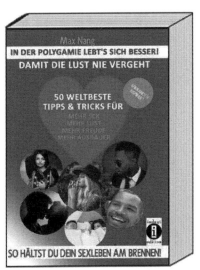
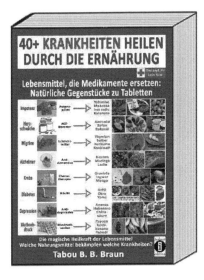
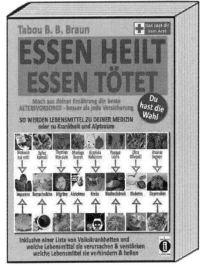

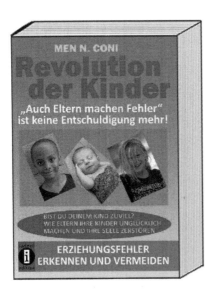
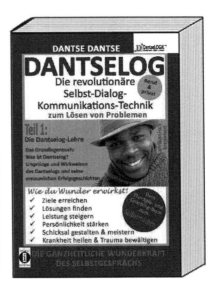
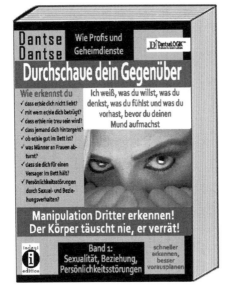
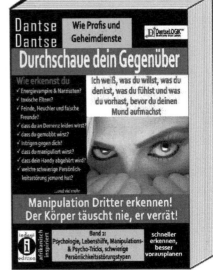

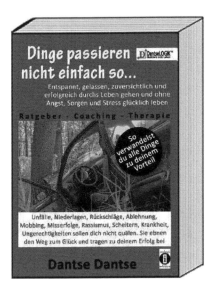
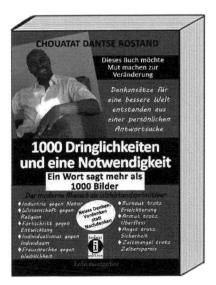
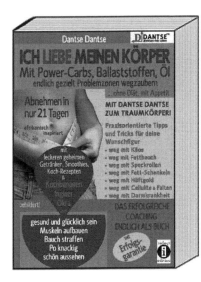
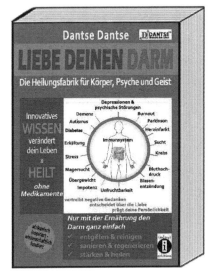

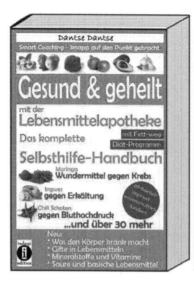
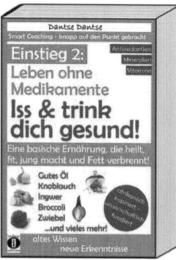
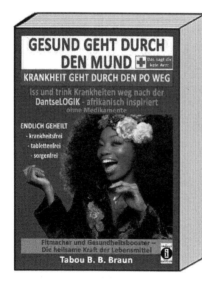
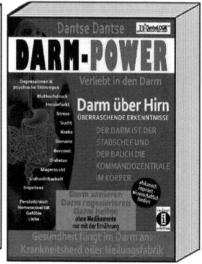

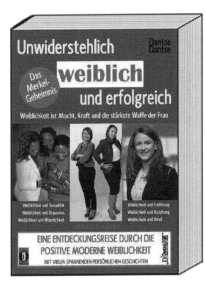
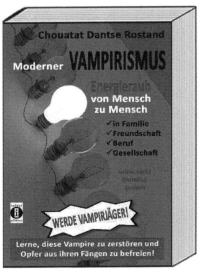
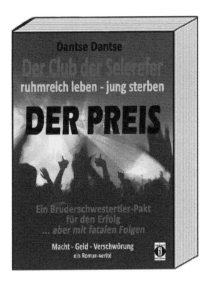
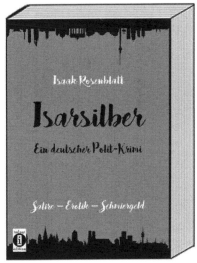

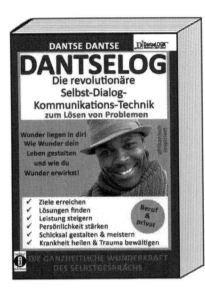
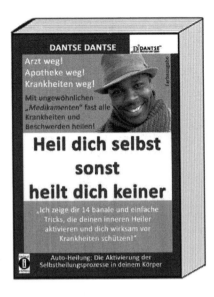
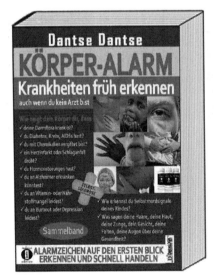
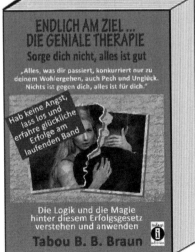

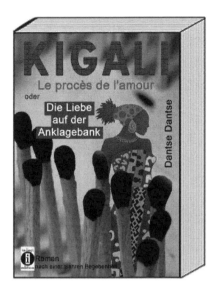
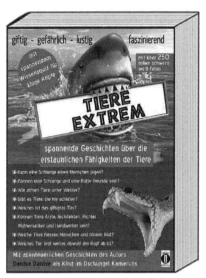
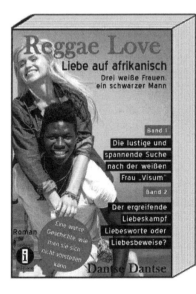
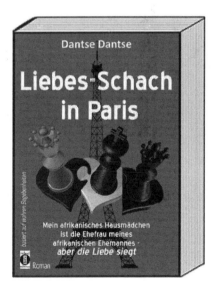

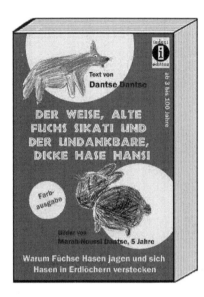
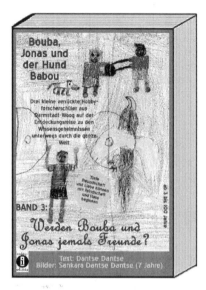
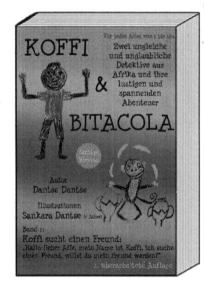
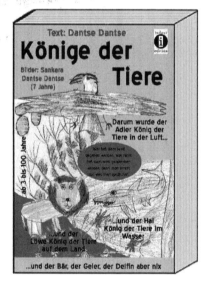
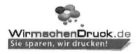